老年人新型冠状病毒Omicron感染胸部CT图谱

主审 刘士远　　主编 卢 洁 李宏军

中国科学技术出版社

·北京·

图书在版编目（CIP）数据

老年人新型冠状病毒 Omicron 感染胸部 CT 图谱 / 卢洁，李宏军主编 . — 北京：
中国科学技术出版社，2023.8
ISBN 978-7-5236-0280-5

Ⅰ . ①老… Ⅱ . ①卢… ②李… Ⅲ . ①老年人－新型冠状病毒－感染－胸腔疾
病－计算机 X 线扫描体层摄影－图谱 Ⅳ . ① R512.93-64 ② R816.4-64

中国国家版本馆 CIP 数据核字 (2023) 第 136345 号

策划编辑	孙　超　焦健姿
责任编辑	孙　超
文字编辑	张　龙
装帧设计	佳木水轩
责任印制	李晓霖

出　　版	中国科学技术出版社
发　　行	中国科学技术出版社有限公司发行部
地　　址	北京市海淀区中关村南大街 16 号
邮　　编	100081
发行电话	010-62173865
传　　真	010-62179148
网　　址	http://www.cspbooks.com.cn

开　　本	889mm×1194mm　1/32
字　　数	165 千字
印　　张	13.25
版　　次	2023 年 8 月第 1 版
印　　次	2023 年 8 月第 1 次印刷
印　　刷	北京盛通印刷股份有限公司
书　　号	ISBN 978-7-5236-0280-5/R·3122
定　　价	128.00 元

（凡购买本社图书，如有缺页、倒页、脱页者，本社发行部负责调换）

编者名单

主　审　刘士远

主　编　卢　洁　李宏军

编　者　（以姓氏汉语拼音为序）

安彦虹　曹燕翔　耿文磊　李宏军

李瑞利　刘　敏　卢　洁　马二奎

彭　靖　齐志刚　王春杰　许惠娟

姚新宇

内容提要

　　新型冠状病毒感染严重影响人类生命健康，胸部医学影像检查在其诊疗过程中具有至关重要的作用，尤其对老年人感染新型冠状病毒奥密克戎（Omicron）后的早期诊断、分型、指导治疗决策、疾病转归等意义显著。本书基于大量新型冠状病毒 Omicron 感染老年病例资料，对老年人新型冠状病毒 Omicron 感染的胸部 CT 表现进行了深入分析，涵盖了不同程度感染的常见及罕见影像特征，以及相关临床表现与流行病学知识。本书内容丰富且图文并茂，展示的影像资料均来自真实病例，可供医学影像学、呼吸内科学及相关专业医生、医学生学习借鉴，进而为更好地进行临床诊疗提供助力。

主编简介

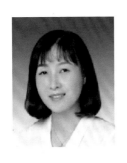

卢洁，医学博士，主任医师，博士研究生导师，首都医科大学宣武医院副院长、放射与核医学科主任，国家神经疾病医学中心副主任，国家自然科学基金优秀青年基金获得者，国家万人计划科技创新领军人才。担任中华医学会放射学分会委员，中国医学影像技术研究会放射分会副主任委员，北京医学会放射学分会副主任委员，北京医师协会放射医师分会副会长等学术职务。主持国家科技部重点研发专项、国家自然科学重点项目、北京市自然科学基金重点研究专题等研究课题18项，主编／主译专著7部。

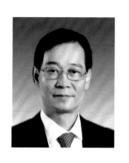

李宏军，医学博士，主任医师，博士研究生导师，首都医科大学附属北京佑安医院医学影像学中心主任兼放射科主任，首都医科大学医学影像与核医学系副主任。北京市首批十百千卫生人才，北京市首批215高层次卫生人才学科（骨干）带头人。国家感染疾病临床医学研究中心首席医学影像学专家，国家卫健委全国卫生健康技术推广传承应用项目放射学专业委员会主任委员，中国研究型医院学会感染与炎症放射学分会主任委员，中华医学会放射学分会传染病放射学专业委员会主任委员，中国医院协会传染病管理分会传染病影像管理学组组长。主持国家重点研发首席科学家项目2项、国家重点自然科学基金和面上项目5项。英文期刊 *Journal Radiology of Infectious Diseases* 及 *Radiology Science* 创始主编。以第一作者/通讯作者身份发表医学论文200余篇。

序

突发的新型冠状病毒感染肆虐全球，严重影响了人们的生活和工作。由于新型冠状病毒毒株的不断变异，医疗卫生领域在常态化疫情防控的基础上，需要不断更新知识和理念以应对挑战。Omicron 是新型冠状病毒的新型变异株，该毒株具有传染性强、传播速度快、隐匿性强、潜伏期和代间距短、免疫逃逸能力强、病毒载毒量高、复制快等特点。广大老年人感染 Omicron 后往往症状较重，可能出现重复感染和严重后遗症等情况。

首都医科大学宣武医院是以老年医学和神经医学为重点的三级甲等综合医院，是国家老年疾病临床医学研究中心和北京市老年病医疗研究中心，承担着老年健康服务的职能。结合丰富的影像学资料，对老年人 Omicron 感染的肺炎特征和规律进行了系统总结而编写成书，以病例形式展示出来，更加贴近临床实际，可帮助广大同道快速掌握老年人肺部感染特点，为临床及时有效处理提供了直接依据。首都医科大学宣武医院卢洁教授和首都医科大学附属北京佑安医院李宏军教授组织专家团队撰写的这部《老年人新型冠状病毒 Omicron 感染胸部 CT 图谱》，为医学影像科和各临床科室同道提供了宝贵的借鉴资料，相信一定能为全面提升临床诊疗水平提供助力。

中华医学会放射学分会主任委员　刘士远

前　言

　　现代影像学技术飞速发展，为疾病的精准诊疗提供了重要的循证医学证据。新型冠状病毒感染是重大的公共卫生事件，严重威胁人类生命健康。胸部影像检查在新型冠状病毒感染的诊疗过程中至关重要，对于新型冠状病毒 Omicron 感染肺炎患者的早期诊断、分型、指导治疗决策、疾病转归等意义显著，特别是在老年患者群体中。老年人是新型冠状病毒感染后出现重症的高风险人群，需要早期诊断、积极治疗，以延长患者生命并保障患者的生存质量。我们对首都医科大学宣武医院收治的新型冠状病毒 Omicron 感染的老年患者胸部 CT 特征进行了全面分析并编写了这部图谱，以期为同道提供借鉴参考。其中，病例诊疗遵循国家卫生健康委员会《新型冠状病毒感染诊疗方案（试行第十版）》。全书共 4 章，包括新型冠状病毒 Omicron 感染的流行病学与临床特点、新型冠状病毒 Omicron 感染的胸部 CT 征象、老年人新型冠状病毒 Omicron 感染的胸部CT 表现，以及老年人肾移植术后新型冠状病毒

Omicron 感染的胸部 CT 表现，结合丰富的影像学资料，图文并茂地展示了此类患者的特征性 CT 表现。

本书的编者均为影像科一线工作人员，参与了大量临床诊断工作，并阅读了大量相关文献。在编写过程中，从临床病例中进行了仔细筛选，将老年患者感染 Omicron 的典型影像表现及临床转归全面展现给各位同道。希望这部图谱能够为老年新型冠状感染患者的临床识别、影像诊断提供有价值的参考。由于收集病例有限，书中所述可能遗有疏漏之处，恳请各位同道给予指正。

首都医科大学宣武医院　卢　洁

首都医科大学附属北京佑安医院　李宏军

目　录

第1章
新型冠状病毒 Omicron 感染的流行病学与临床特点

新型冠状病毒感染是一种新发急性呼吸道传染病，无防护条件下人际间传播效率高，给人类生命健康造成严重威胁。新型冠状病毒感染不仅能够引发呼吸道传染病，而且可累及全身多器官系统。老年人是特殊群体，呼吸系统、免疫系统及全身多器官由于衰老而发生改变，还可能受到基础疾病影响，因此更易受到新型冠状病毒的威胁。

一、新型冠状病毒 Omicron 感染的流行病学

（一）新型冠状病毒的发现与演变

新型冠状病毒于 2019 年被首次发现。2020 年 1 月 12 日，世界卫生组织将其命名为"2019 新型冠状病毒"（2019 Novel Coronavirus，2019-nCoV）。2020 年 1 月 20 日，国家卫生健康委员会将由新型冠状病毒引起的肺炎暂命名为新型冠状病毒肺炎（Novel Coronavirus Pneumonia，

NCP），并将本病纳入《中华人民共和国传染病防治法》规定的乙类传染病，暂时按甲类传染病管理。2020 年 2 月 11 日，世界卫生组织正式宣布将新型冠状病毒感染的肺炎命名为 "2019 冠状病毒病"（Coronavirus Disease 2019，COVID-19）。与此同时，国际病毒分类委员会将新型冠状病毒正式命名为 "严重急性呼吸综合征冠状病毒 2"（severe acute respiratory syndrome coronavirus 2，SARS-CoV-2）。

新型冠状病毒是一种 RNA 病毒，随时有可能发生变异。近年来，从原始株到阿尔法（Alpha）、贝塔（Beta）、伽马（Gamma）、德尔塔（Delta），再到奥密克戎（Omicron）流行株。自 Omicron 在全球首次发现以来，其变异株将近 400 种。在我国 2022 年 11 月以来的这轮疫情中，BF.7（BA.5.2.1.7 的缩写）是北京主要的流行变异株，南方地区如广东流行范围比较广的是 BA.5。Omicron 的特征是传播力和免疫逃逸能力显著增强，但致病力明显减弱。研究发现，Omicron 可以在上呼吸道系统快速复制，速度远超之前的毒株，但在肺部组织的复制能力较弱。尽管 Omicron 成为流行株后，肺部致病力明显减弱，多表现为上呼吸道感染，出现严重肺炎的概率很低，但老年人、患有慢性基础疾病者、免疫缺陷者不仅更容易感染，而且感染后的病情也较重。

2022 年 12 月 26 日，国家卫生健康委员会发布公告，

将新型冠状病毒肺炎更名为新型冠状病毒感染。2023 年
1 月 5 日，国家卫生健康委员会发布《新型冠状病毒感染
诊疗方案（试行第十版）》，并且自 2023 年 1 月 8 日起对
其实施"乙类乙管"的总体方案。

（二）病原学特点

根据冠状病毒的基因特点，可将其分为 α、β、γ、δ 共
4 个属。新型冠状病毒（SARS-CoV-2）属于 β 属的冠状
病毒，有包膜，颗粒呈圆形或椭圆形，直径 60～140nm，
具有 5 个必需基因，分别针对核蛋白（N）、病毒包膜
（E）、基质蛋白（M）和刺突蛋白（S）4 种结构蛋白及
RNA 依赖性的 RNA 聚合酶（RdRp）。核蛋白（N）包
裹 RNA 基因组构成核衣壳，外面围绕着病毒包膜（E），
病毒包膜包埋有基质蛋白（M）和刺突蛋白（S）等蛋
白，刺突蛋白通过结合血管紧张素转化酶 2（ACE-2）进
入细胞。新型冠状病毒对紫外线和热非常敏感，在温
度≥56℃环境中超过 30min，或使用乙醚、75% 乙醇、含
氯消毒剂、过氧乙酸和氯仿等脂溶剂，均可有效灭活该
病毒。

（三）流行病学特点

1. 传染源

主要传染源是新型冠状病毒感染者。在潜伏期即有
传染性，发病后 5 天内传染性较强。流行病学的基本传染

数（basic reproduction number）是指在没有外力介入，同时所有人都没有免疫力的情况下，一个感染到某种传染病的人，会把疾病传染给其他多少个人的平均数。基本传染数通常写成 R0，R0 越高表示传染性越强。新型冠状病毒原始株约为 3.3（约 1 传 3），Delta 变异株约为 5.1（约 1 传 5），Omicron BA.1 约为 9.5（约 1 传 9），Omicron BA.2 约为 13.3（约 1 传 13），Omicron BA.4/5 约为 18.6（约 1 传 18）。

Omicron BF.7 为 BA.5.2.1.7 的缩写，是 Omicron 变异株 BA.5 的衍生亚型。BF.7 变异株相比于之前的变异株，有两个主要特点：①传播方式更隐匿，以呼吸道飞沫传播为主，但经物体、气溶胶传播概率显著增加；②传播速度更快，早发现难度加大，BF.7 的平均潜伏期在 1～3 天。

2. 传播途径

新型冠状病毒的传播途径有三种：①经呼吸道飞沫和密切接触传播，为主要的传播途径；②在相对封闭的环境中经气溶胶传播；③接触被病毒污染的物品感染。气溶胶是指由直径 0.001～100μm 的固态或液态微粒悬浮在气体介质中组成的气态分散系统。直径约为 0.1μm 的新型冠状病毒，可以附着在尘埃、飞沫上或失去水分的飞沫核上，以气溶胶的形式进行"空气传播"，这就是气溶胶传播。气溶胶传播是特殊类型的飞沫传播。气溶胶传播要同时满足密闭空间、较长时间、高浓度病毒三个条件，才有传染的可能性。

3. 易感人群

新型冠状病毒感染，与接触病毒的量有一定关系，如果一次接触大量病毒，即使免疫功能正常也很可能患病。感染后或接种疫苗后可获得一定的免疫力，儿童感染病例相对较少且病情较轻。相对于青壮年、免疫功能正常的人群，老年人、免疫受损人群（罹患癌症、风湿免疫性疾病、艾滋病、血液病、器官移植、肾病透析、自身免疫缺陷等疾病的患者）、患有高血压、糖尿病、慢性呼吸道疾病等基础疾病人群、肥胖人群等，是新型冠状病毒感染的高危人群。我国已经进入老龄化社会，按照我国《老年人权益保障法》第 2 条规定，60 周岁以上的人确定为老年人。2021 年 5 月 11 日第七次全国人口普查结果显示，中国 60 岁及以上人口占总人口的 18.70%。对于新型冠状病毒感染，老年人是独立高危易感人群，感染后重症率和死亡率较高。

二、新型冠状病毒 Omicron 感染的临床特点

（一）临床表现

新型冠状病毒感染潜伏期为 1～14 天，大多为 3～7 天。美国国立卫生研究院（NIH）发布的数据显示，其潜伏期最长为 14 天，平均为 4～5 天。Omicron 变异株感染人群中出现大量无症状感染者，患者发病潜伏期也明显缩短，多为 1～5 天，平均 3.5 天左右。Omicron BF.7

感染者常见临床症状包括发热、咽痛、咳嗽、极度乏力、浑身酸痛、剧烈头痛、嗅觉味觉减退或丧失，部分患者有鼻塞、流涕、食欲减退、呕吐、皮疹等表现。曾接种过疫苗者及感染 Omicron 后一般以无症状及轻症为主；孕产妇无特殊临床表现；儿童患者症状相对较轻，多数预后良好。重症患者多在发病 1 周后出现呼吸困难和（或）低氧血症，严重者可快速进展为急性呼吸窘迫综合征、脓毒症休克、难以纠正的代谢性酸中毒和出凝血功能障碍及多器官衰竭等，极少数患者还可有中枢神经系统受累及肢端缺血性坏死等表现，有些重型、危重型患者病程中可为中低热，甚至无明显发热。很多老年患者由于自身有慢性支气管炎、高血压、糖尿病、免疫功能低下等慢性基础性疾病，感染 Omicron 后病情较为严重且进展迅速，症状反复，临床表现复杂。因此，需要尽早进行诊断和治疗，避免发展为重型、危重型。

（二）病理改变

新型冠状病毒感染主要侵犯肺脏，但也可累及体内多种器官，包括心脏、肝脏、肾脏、脾脏、胃肠道、淋巴组织、脑组织等。

1. 肺脏

肺泡壁血管扩张充血，通透性增加，引起肺水肿，肺泡腔内大量富含蛋白质的液体，纤维蛋白、红染小体、透明膜形成；肺泡腔内炎细胞渗出，淋巴细胞单核巨噬细胞为主，中性粒细胞较少，可见多核巨细胞、泡沫细胞；肺泡上皮细胞变性坏死脱落或增生、肿胀、变形（核大深染），合体 / 多核巨细胞形成，脱落细胞充填肺泡腔；散在或灶性肺出血，血管炎，微血栓，出血性梗死，肺实变机化（肉质变），纤维母细胞增生充填肺泡腔；间质充血水肿，炎细胞浸润（淋巴细胞及巨噬细胞），间质纤维母细胞增生，胶原纤维增多，使间质增宽，形成间质纤维化、间质性肺炎（蜂窝肺）。支气管黏膜上皮变性坏死脱落，黏液细胞增多，腔内黏液增多，黏液栓形成。胸膜纤维性增厚、粘连。

2. 其他器官

(1) 心脏：心肌细胞可见变性坏死，间质少量单核细胞、淋巴细胞浸润；部分血管内皮脱落，内膜炎症及血栓形成。

(2) 肝脏：肝脏肿大，肝细胞脂肪变性，肝窦充血，灶性坏死，汇管区轻度炎症反应。

(3) 肾脏：肾小球球囊腔内可见蛋白性渗出物，肾小管上皮细胞变性、脱落，肾小管内可有透明管型形成，间质充血。

(4) 脾脏：脾脏明显缩小，灶性出血坏死。

(5) 胃肠道：胃肠道黏膜上皮不同程度变性、坏死、脱落。

(6) 淋巴组织：淋巴细胞明显减少，而巨噬细胞增生；淋巴结内亦可见局灶坏死。免疫组化可见，脾脏和淋巴结内 CD4 和 CD8 阳性，T 细胞减少，提示细胞免疫功能损伤。

(7) 脑组织：脑组织充血水肿，部分神经元变性。

（三）实验室检查

1. 一般检查

新型冠状病毒感染发病早期外周血白细胞总数正常或减少，可见淋巴细胞计数减少。部分患者可出现肝酶、乳酸脱氢酶、肌酶、肌红蛋白、肌钙蛋白和铁蛋白增高，部分患者可出现 C 反应蛋白（CRP）和血沉升高，降钙素原（PCT）正常。重型、危重型患者可见 D- 二聚体升高、外周血淋巴细胞进行性减少，炎症因子升高。

2. 病原学及血清学检查

(1) 核酸检测：可采用核酸扩增检测方法检测呼吸道标本（鼻咽拭子、新型冠状病毒咽拭子、痰、气管抽取物）或其他标本中的新型冠状病毒核酸。荧光定量 PCR 是目前常用的新型冠状病毒核酸检测方法。

(2) 抗原检测：采用胶体金法和免疫荧光法检测呼吸道标本中的病毒抗原，检测速度快，其敏感性与感染者病毒载量呈正相关。病毒抗原检测阳性支持诊断，但阴性不能排除。

(3) 病毒培养分离：从呼吸道标本、粪便标本等分离、培养新型冠状病毒。

(4) 血清学检测：新型冠状病毒特异性 IgM 抗体阳性、IgG 抗体阳性，发病 1 周内阳性率均较低，恢复期 IgG 抗体水平升高至急性期的 4 倍或以上具有诊断意义。

三、新型冠状病毒 Omicron 感染的诊断原则与标准

（一）诊断原则

根据流行病学史、临床表现、实验室检查等综合分析作出诊断，新型冠状病毒核酸检测阳性为确诊的首要标准。

（二）诊断标准

具有新型冠状病毒感染的相关临床表现；具有以下一种及以上病原学、血清学检查结果：①新型冠状病毒核酸检测阳性；②新型冠状病毒抗原检测阳性；③新型冠状病毒分离、培养阳性；④恢复期新型冠状病毒特异性 IgG 抗体水平为急性期 4 倍或以上升高。

四、新型冠状病毒 Omicron 感染的临床分型及高危因素

（一）临床分型

临床上分为轻型、中型、重型、危重型。

1. 轻型

以上呼吸道感染为主要表现，如咽干、咽痛、咳嗽、发热等。

2. 中型

持续高热＞3 天或（和）咳嗽、气促等，但呼吸频率（RR）＜30 次 / 分、静息状态下吸空气时血氧饱和度＞93%。影像学可见特征性新型冠状病毒感染肺炎表现。

3. 重型

符合下列任何一条且不能以新型冠状病毒感染以外其他原因解释：出现气促，RR≥30 次 / 分；静息状态下，吸空气时血氧饱和度≤93%；动脉血氧分压（PaO_2）/ 吸氧浓度（FiO_2）≤300mmHg；临床症状进行性加重，肺部影像学显示 24～48h 内病灶明显进展＞50% 者。

4. 危重型

符合以下情况之一者：出现呼吸衰竭，且需要机械通气；出现休克；合并其他器官功能衰竭需 ICU 监护治疗。

（二）临床重型 / 危重型高危因素

主要包括：①年龄＞65 岁，尤其是未全程接种新型冠状病毒疫苗者；②有心脑血管疾病（含高血压）、慢性肺部疾病（慢性阻塞性肺疾病、中度至重度哮喘）、糖尿病、慢性肝脏、肾脏疾病、肿瘤等基础疾病者，以及维持性透析患者；③免疫功能缺陷（如艾滋病患者、长期使用皮质类固醇或其他免疫抑制药物导致免疫功能减退状态）；④肥胖（体质指数≥30kg/m²）；⑤晚期妊娠和围产期女性；⑥重度吸烟者。

（三）成人重型 / 危重型预警指标

主要包括：①低氧血症或呼吸窘迫进行性加重；②组织氧合指标（如血氧饱和度、氧合指数）恶化或乳酸进行性升高；③外周血淋巴细胞计数进行性降低或炎症因子（如 IL-6、CRP、铁蛋白等）进行性上升；④D−二聚体等凝血功能相关指标明显升高；⑤胸部影像学检查显示肺部病变明显进展。

掌握新型冠状病毒 Omicron 感染的流行病学与临床表现，有助于提高诊治能力和防控水平；尤其老年患者重症比例高，病死率高，危害性大，及早诊治对于改善患者预后极其重要。

第2章
新型冠状病毒 Omicron 感染的
胸部 CT 征象

胸部 CT 具有空间分辨力高和密度分辨力高的优势，是筛查及评估新型冠状病毒感染的首选检查手段，尤其是容积扫描的薄层重建图像，有助于病变的早期检出，以及评估病变范围、监测病情变化。老年人是新型冠状病毒感染重型和危重型的高危人群，肺内病变往往比较严重。新型冠状病毒感染常见胸部 CT 征象包括多发磨玻璃影、大片融合磨玻璃影、磨玻璃伴细网格影等；其他征象包括亚段肺不张、肺纤维化、胸腔积液等。

一、新型冠状病毒 Omicron 感染的常见胸部 CT 征象

新型冠状病毒 Omicron 感染常见的胸部 CT 征象包括孤立磨玻璃影、多发磨玻璃影、融合磨玻璃影、中央型分布磨玻璃影、小叶型分布磨玻璃影、磨玻璃伴内部血管增粗、大片融合磨玻璃影、磨玻璃伴细网格影、白肺。

（一）孤立磨玻璃影

磨玻璃影的定义为肺密度轻度增加，但其内的支气管血管束仍可显示，即肺密度增加不会掩盖血管和气道（图 2-1）。磨玻璃影是新型冠状病毒感染最常见的征象，对应的病理改变为肺泡腔内渗出伴气腔部分填充，主要为浆液、纤维蛋白性渗出物；Ⅱ 型肺泡上皮细胞显著增生，部分细胞脱落；肺泡隔血管充血、水肿。单发孤立的磨玻璃影往往发生在疾病的早期阶段，此时病变密度较为浅淡，不易发现，容易被忽视。

（二）多发磨玻璃影

磨玻璃影可以多发，累及多个肺叶肺段，主要分布于胸膜下区域，可不融合，病变密度略高（图 2-2），较易发现。

（三）融合磨玻璃影

融合的磨玻璃影见于进展期病变好转消散的过程中，此时病变密度较低，但仍呈现彼此融合的特点，与邻近相对正常肺组织不易区分（图 2-3）。

（四）中央型分布磨玻璃影

磨玻璃影分布于近肺门的中央区域（图 2-4），为非典型分布区，可见于病变早期和进展期，需要与肺泡型肺水肿所致中央型磨玻璃影相鉴别，后者通常具有以肺门为中心向外逐渐减轻的趋势，密度更高。

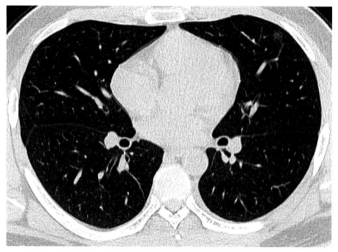

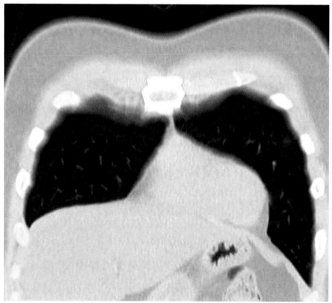

▲ 图 2-1　左肺上叶上舌段孤立小片状磨玻璃影

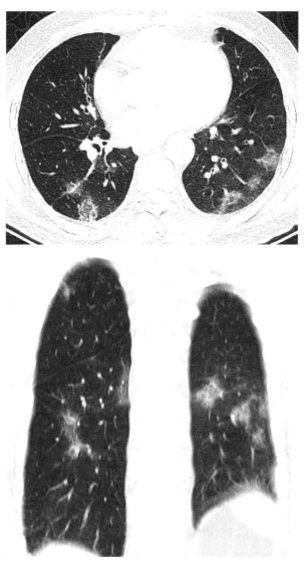

▲ 图 2-2　双肺下叶胸膜下多发未融合小片状磨玻璃影

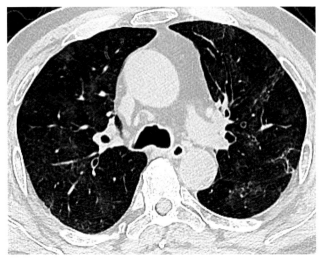

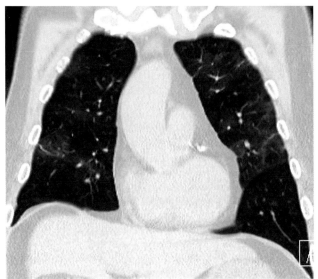

▲ 图 2-3　双肺浅淡磨玻璃样片状影，呈融合状，边缘较模糊，与周围肺组织分界不清，并可见少量较致密索条及扩张支气管影

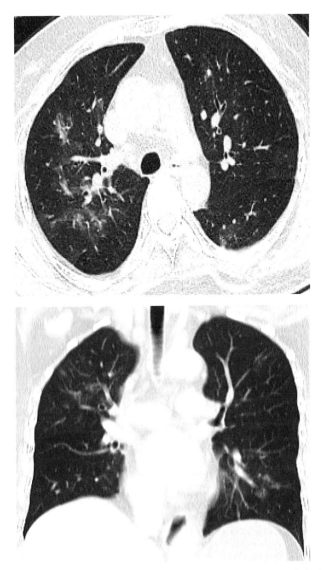

▲ 图 2-4　双肺多发中央及外围分布的磨玻璃影，中央分布为主

（五）小叶型分布磨玻璃影

磨玻璃影分布于支气管周围，呈小叶型分布（图 2-5），为非典型分布区，与细菌感染所致支气管肺炎早期改变难以鉴别。

（六）磨玻璃伴内部血管增粗

磨玻璃病灶内可见增粗的血管影（图 2-6），血管增粗可能与血管调节和血管分流异常有关，提示肺内分流向气体交换受损的区域，从而引起通气灌注不匹配和缺氧。

（七）大片融合磨玻璃影

肺炎进展期磨玻璃影扩大，相互连接和融合，呈大片状，与周围分界相对清楚，其内可见更高密度的实变及索条影（图 2-7）。

（八）磨玻璃伴细网格影

磨玻璃病灶内可见小叶间隔和小叶内间质增厚，呈细网格状或"铺路石征"（图 2-8），形成机制与肺泡腔内渗出、肺泡壁水肿及细胞浸润有关。

（九）白肺

肺内广泛渗出样密度增高，累及大部分肺组织，呈现"白肺"改变（图 2-9）。病理基础是炎细胞、血清、蛋白渗出，肺小叶破坏和成纤维细胞增生，肺泡及间质水肿，肺泡间隔增宽，肺小叶透明膜形成。

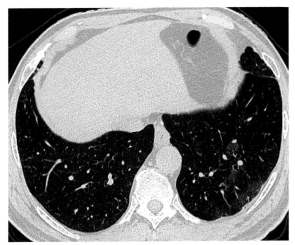

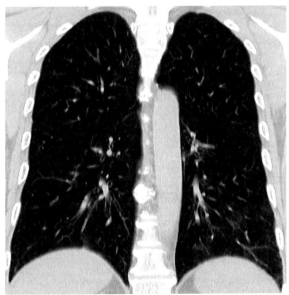

▲ 图 2-5　左肺下叶基底段支气管周围多发磨玻璃影，呈小叶型分布，有融合趋势

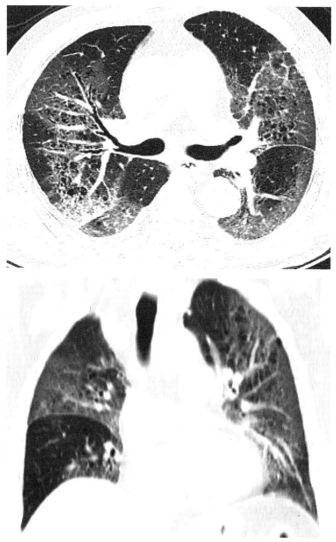

▲ 图 2-6　双肺多发大片状磨玻璃影，其内见充气支气管征，双上叶及左肺下叶背段病变内可见多根增粗血管

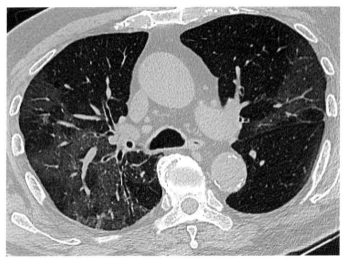

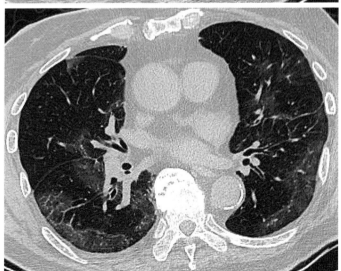

▲ 图 2-7　双肺多发大片状磨玻璃影，分布于中央及周边，双肺下叶背段胸膜下磨玻璃病变融合

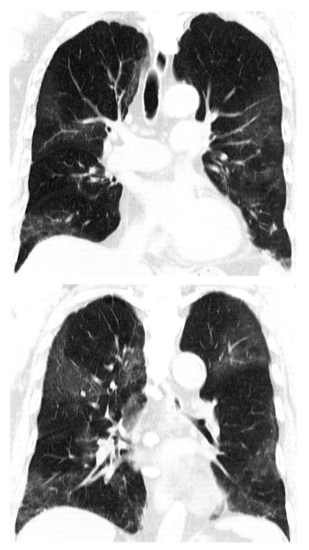

▲ 图 2-7（续） 双肺多发大片状磨玻璃影，分布于中央及周边，双肺下叶背段胸膜下磨玻璃病变融合

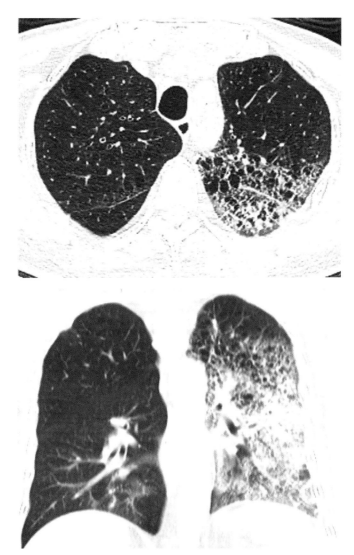

▲ 图 2-8　左肺胸膜下大片状磨玻璃影，其内可见小叶间隔增厚、小叶内线状影，呈网格状改变或"铺路石征"

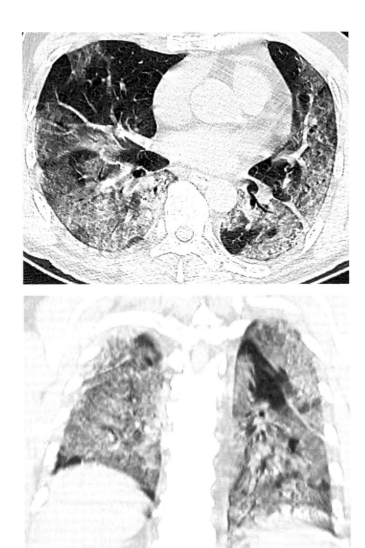

▲ 图 2-9　双肺可见广泛大片状磨玻璃密度影，病变密度较高，呈"白肺"

二、新型冠状病毒 Omicron 感染的其他胸部 CT 征象

新型冠状病毒 Omicron 感染的其他 CT 影像学表现包括结节及小结节、结节伴晕征、反晕征、树芽征、肺气囊、胸膜下线、支气管管壁增厚、局限性支气管扩张、亚段肺不张、肺纤维化、纵隔淋巴结增大、胸膜增厚、胸腔积液、心包积液等。

（一）结节及小结节

结节是指长径在 1～3cm 的结节状病灶，小结节长径＜1cm。结节按密度分为实性、亚实性和磨玻璃密度。新型冠状病毒感染的肺部 CT 结节改变少见，可见于中型患者，以磨玻璃密度和亚实性为主（图 2-10），密度较高的结节为小实变或肉芽组织形成。

（二）结节伴晕征

结节周围可见晕状模糊磨玻璃改变（图 2-11），为病变向周围蔓延或结节周围间质增厚所致。

（三）反晕征

局灶性的磨玻璃密度区，外周围绕月牙形或完整的实变环（图 2-12），常见于新型冠状病毒感染病程后期。

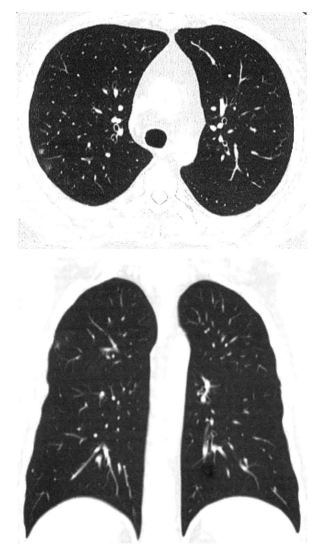

▲ 图 2-10　右肺上叶后段胸膜下可见两个小结节，分别为亚实性和磨玻璃密度

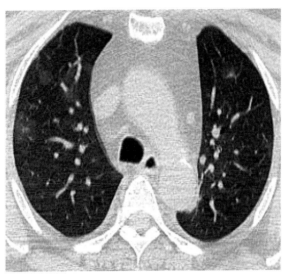

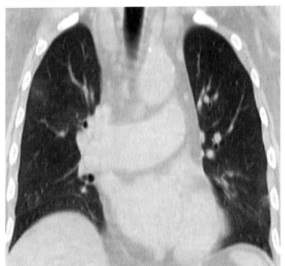

▲ 图 2–11 双肺可见多发片状磨玻璃影及结节，右肺上叶前段可见小结节样病灶，其外缘伴晕状改变

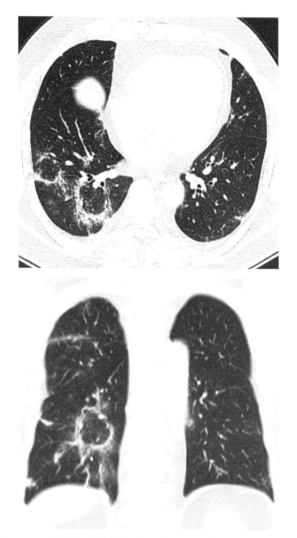

▲ 图 2–12 双肺可见片状磨玻璃影及少量实变影，右肺下叶病变边缘密度环形增高、中央区域呈磨玻璃样密度减低，呈"反晕征"改变

（四）树芽征

由终末细支气管和肺泡腔内病变形成的沿细支气管分布的小结节影，类似春天树枝的发芽状征象称为"树芽征"（图 2-13），可见于小气道病变。

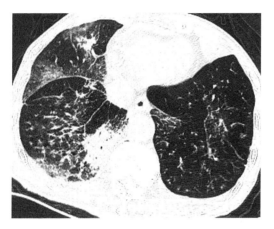

▲ 图 2-13　右肺中叶及下叶斑片状实变影，局部可见小叶间隔增厚，双肺下叶可见"树芽征"

（五）肺气囊

肺气囊是指肺实质内的薄壁含气囊腔（图 2-14），见于炎症实变密度减低消散时，与肺结构破坏、小支气管阻塞及肺泡内气体潴留有关。

（六）胸膜下线

胸膜下线表现为厚度为 1～3mm 不透明的薄曲线，距离胸膜表面＜1cm，并平行于胸膜表面（图 2-15），可能与间质肺水肿或纤维化有关。

（七）支气管管壁增厚

新型冠状病毒感染患者 10%～20% 出现支气管管壁增厚（图 2-16），多见于重症、危重症患者，发生机制为支气管管壁炎症损伤、支气管梗阻，导致支气管管壁炎性浸润及纤维增生。

（八）支气管局限性扩张

新型冠状病毒感染后支气管扩张程度较轻，通常仅表现为管径的节段性均匀增宽。发生机制为支气管的炎症损伤等所致支气管管壁结构破坏，或者牵引性支气管扩张（图 2-17）。

（九）亚段肺不张

表现为肺亚段级别的支气管闭塞及相应肺组织的体积缩小和实变（图 2-18），可能与黏液样渗出物导致支气管阻塞有关。

（十）肺纤维化

表现为肺内多发的较高密度条索影，正常结构不同程度破坏（图 2-19）。肺间质纤维化是成纤维细胞增殖，并伴有炎症损伤和组织结构破坏的肺疾病终末期改变。

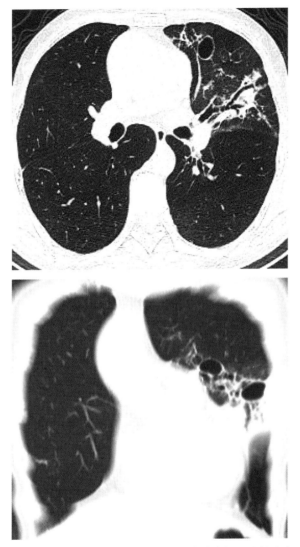

▲ 图 2-14　左肺上叶可见数个大小不等薄壁含气的囊状改变，为肺气囊

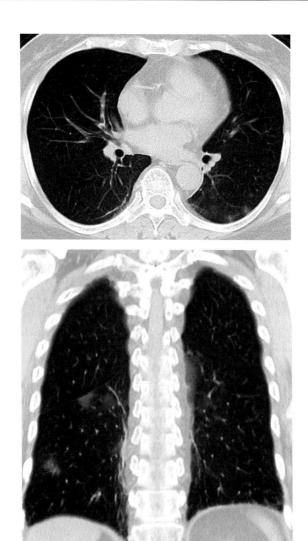

▲ 图 2-15　右肺下叶背段胸膜下可见线样条索影，走行僵直，左肺下叶胸膜下可见磨玻璃影；冠状位右肺下叶脊柱旁及胸膜下可见线样条索影，双肺下叶局部见磨玻璃影

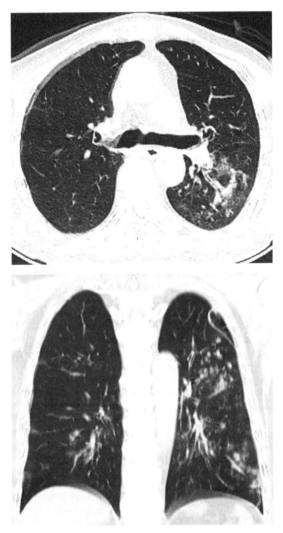

▲ 图 2-16　左肺下叶斑片状磨玻璃影，左肺下叶背段局部小支气管分支可见管壁增厚

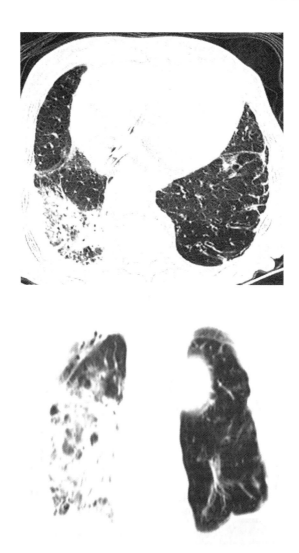

▲ 图 2-17　左肺下叶可见少许斑片状磨玻璃影，局部可见纤维索条牵拉，小支气管和细支气管管腔扩张；右肺下叶可见片状磨玻璃影及实变影，右侧胸腔少许积液

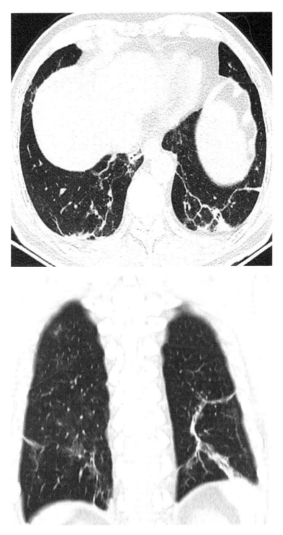

▲ 图 2-18　双肺下叶可见条片影，左肺下叶后基底段部分肺组织体积缩小，为亚段肺不张

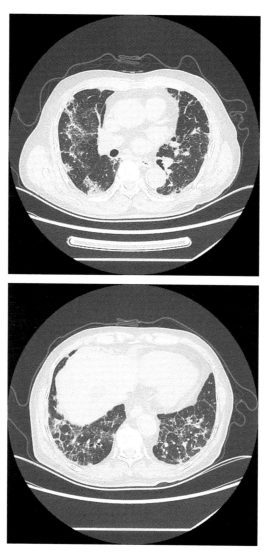

▲ 图 2-19　双肺可见广泛多发较高密度索条状影，右侧水平裂胸膜受牵拉变形

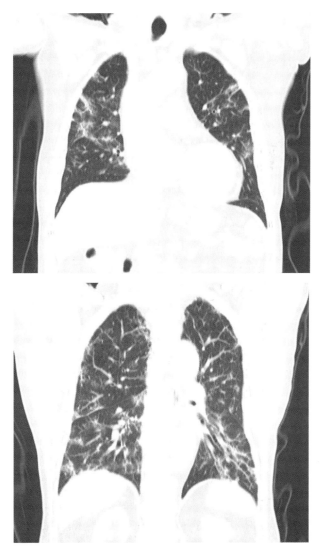

▲ 图 2-19（续）　双肺可见广泛多发较高密度索条状影，右侧水平裂胸膜受牵拉变形

（十一）胸膜增厚

　　胸膜厚度增加，新型冠状病毒感染胸膜增厚一般程度较轻微、范围较局限（图 2-20），可能为炎性刺激导致。

（十二）胸腔积液

　　胸腔内可见沿重力方向分布的弧形液体密度影（图 2-21）。患者出现胸腔积液通常代表感染进展，伴随肺磨玻璃病变转变为肺实变，提示患者预后不良。

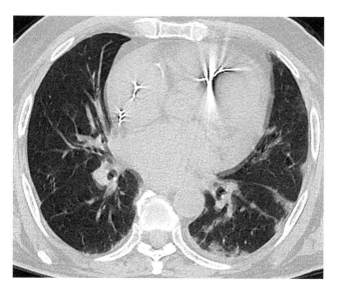

▲ 图 2-20　左肺下叶背段局部磨玻璃影，双肺背侧胸膜局限性增厚

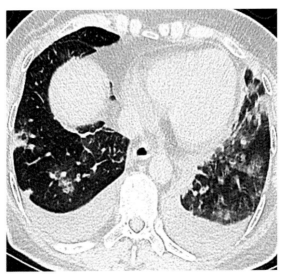

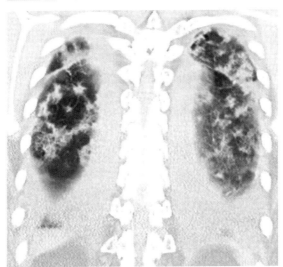

▲ 图 2–21　双肺多发斑片状磨玻璃影及实变影，双侧胸腔可见积液

（十三）纵隔淋巴结增大

诊断标准为纵隔淋巴结最大横径≥1.0cm（图 2-22），这也是新型冠状病毒感染重症 / 危重症的危险因素之一。

（十四）心包积液

表现为心包增厚或心包腔内出现液体密度影（图 2-23）。新型冠状病毒感染很少直接引发心包积液，提示炎症程度加重，多见丁重型 / 危重型患者。

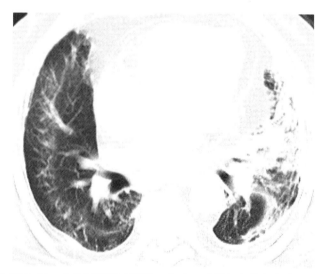

▲ 图 2-22　右肺下叶磨玻璃影，左肺下叶局部斑片状实变影，纵隔窗显示多个纵隔淋巴结增大

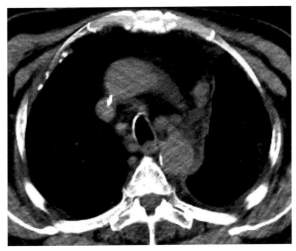

▲ 图 2-22（续） 右肺下叶磨玻璃影，左肺下叶局部斑片状实变影，纵隔窗显示多个纵隔淋巴结增大

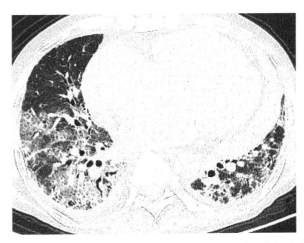

▲ 图 2-23 双肺多发磨玻璃影，局部呈网格样改变；纵隔窗显示双侧胸腔少量积液，心包内可见中等量液体密度

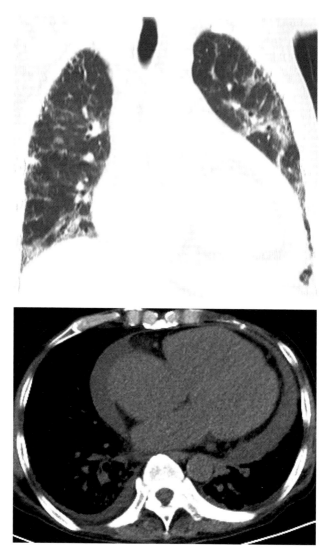

▲ 图 2-23（续） 双肺多发磨玻璃影，局部呈网格样改变；纵隔窗显示双侧胸腔少量积液，心包内可见中等量液体密度

第3章
老年人新型冠状病毒 Omicron 感染的胸部 CT 表现

　　老年人是新型冠状病毒感染的高危人群，尤其是患有高血压、糖尿病、慢性呼吸道疾病等基础疾病的老年患者，且一旦感染新型冠状病毒，重症率和死亡率均较高。针对老年新型冠状病毒感染者，进行早诊断、早治疗，积极予以器官功能支持，是改善预后、降低病死率的关键。胸部 CT 是诊断新型冠状病毒感染的重要手段，早期呈多发小斑片或磨玻璃影及间质改变，以肺外带明显，进展期病灶增多、范围扩大，呈双肺弥漫分布，肺实质内可见广泛渗出、实变，以实变影为主，密度不均，肺结构扭曲，亚段性肺不张，胸膜增厚，胸腔积液；少数患者进展迅速，双肺呈"白肺"表现；恢复期病变逐渐吸收。由于老年患者的基础疾病或合并症，影像学表现可能不典型，需要临床尤其重视。

一、老年人新型冠状病毒 Omicron 感染（中型）胸部 CT 表现

◆ 病例 1

患者，男，63 岁，间断发热，伴咽痛、咳嗽、咯痰、鼻塞、流涕、头痛、肌肉酸痛、乏力 10 天，最高体温 38.6℃。自测新型冠状病毒抗原阳性。既往体健；规律接种 3 针新型冠状病毒疫苗。

【实验室检查】

血常规及生化（发病第 10 天）：白细胞计数 9.49×10^9/L（$4 \times 10^9 \sim 10 \times 10^9$/L），淋巴细胞计数 1.84×10^9/L（$1.0 \times 10^9 \sim 3.3 \times 10^9$/L），中性粒细胞计数 7.19×10^9/L（$1.8 \times 10^9 \sim 6.4 \times 10^9$/L）；C 反应蛋白（血清）60.0mg/L（$0 \sim 8$mg/L）。

血氧饱和度（发病第 10 天）：94.0%。

血常规及生化（发病第 16 天）：白细胞计数 7.84×10^9/L（$4 \times 10^9 \sim 10 \times 10^9$/L），淋巴细胞计数 2.78×10^9/L（$1.0 \times 10^9 \sim 3.3 \times 10^9$/L），中性粒细胞计数 4.56×10^9/L（$1.8 \times 10^9 \sim 6.4 \times 10^9$/L）;C 反应蛋白（末梢血）5.0mg/L（$0 \sim 10$mg/L）。

血氧饱和度（发病第 16 天）：97.0%。

血常规及生化（发病第 25 天）：白细胞计数 8.87×10^9/L（$4 \times 10^9 \sim 10 \times 10^9$/L），淋巴细胞计数 2.87×10^9/L（$1.0 \times 10^9 \sim 3.3 \times 10^9$/L），中性粒细胞计数 5.66×10^9/L

（1.8×10^{9}～6.4×10^{9}/L）；C 反应蛋白（末梢血）0mg/L（0～10mg/L）。

血氧饱和度（发病第 25 天）：97.0%。

【影像学表现】

首次胸部 CT（发病第 10 天）：双肺下叶多发斑片状磨玻璃影（图 3-1）。

复查胸部 CT（发病第 16 天）：磨玻璃影较前密度增高，范围减少，病灶表现为少量纤维化（图 3-2）。

复查胸部 CT（发病第 25 天）：双肺下叶病变范围明显减小（图 3-3）。

【临床诊疗】

患者于门诊取抗感染、止咳、化痰药物，回家自行服药治疗，呼吸道症状好转，复查胸部 CT 提示肺内病变吸收。

◆ 病例 2

患者，女，65 岁，发热，咳嗽，伴头痛、乏力、食欲不佳 10 天，最高体温 38.5℃，近 2 天自感胸闷、憋气。自测新型冠状病毒抗原阳性。既往体健；未接种新型冠状病毒疫苗。

【实验室检查】

血常规及生化（发病第 10 天）：白细胞计数 4.38×10^{9}/L（4×10^{9}～10×10^{9}/L），淋巴细胞计数 1.77×10^{9}/L

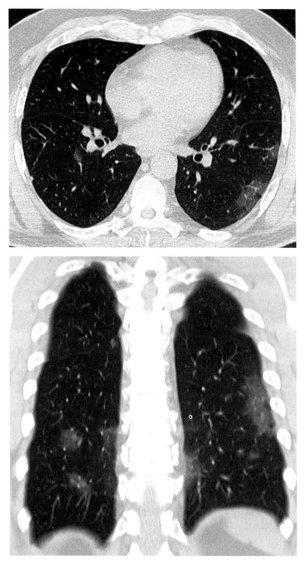

▲ 图 3-1　发病第 10 天首次胸部 CT 图像

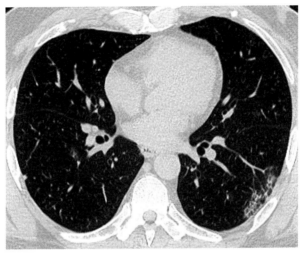

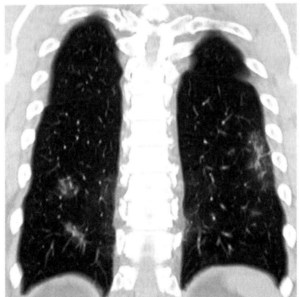

▲ 图 3-2　发病第 16 天复查胸部 CT 图像

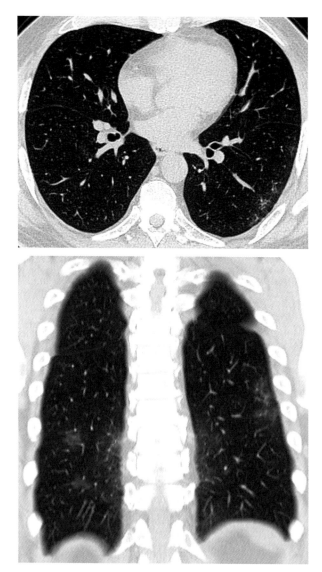

▲ 图 3-3　发病第 25 天复查胸部 CT 图像

（$1.0 \times 10^9 \sim 3.3 \times 10^9$/L），中性粒细胞计数 2.22×10^9/L（$1.8 \times 10^9 \sim 6.4 \times 10^9$/L）；C 反应蛋白（末梢血）6mg/L（$0 \sim 10$mg/L）

血氧饱和度（发病第 10 天）：99.0%。

血常规及生化（发病第 15 天）：白细胞计数 5.45×10^9/L（$4 \times 10^9 \sim 10 \times 10^9$/L），中性粒细胞计数 3.36×10^9/L（$1.8 \times 10^9 \sim 6.4 \times 10^9$/L），淋巴细胞计数 1.72×10^9/L（$1.0 \times 10^9 \sim 3.3 \times 10^9$/L）;C 反应蛋白（末梢血）1mg/L（$0 \sim 10$mg/L）。

血氧饱和度（发病第 15 天）：94.0%。

【影像学表现】

首次胸部 CT（发病第 10 天）：双肺局部可见少量磨玻璃影，病灶范围较小（图 3-4）。

复查胸部 CT（发病第 15 天）：病灶范围较前明显吸收，范围明显变小右肺下叶残留少许纤维索条（图3-5）。

【临床诊疗】

患者于门诊取抗感染、止咳药物，回家自行服药治疗，呼吸道症状好转，复查胸部 CT 提示肺内病变吸收。

◆ 病例 3

患者，男，64 岁，发热，伴咽痛、咳嗽、咳痰 8 天，最高体温 39.1℃。自测新型冠状病毒抗原阳性。既往体健；规律接种 3 针新型冠状病毒疫苗。

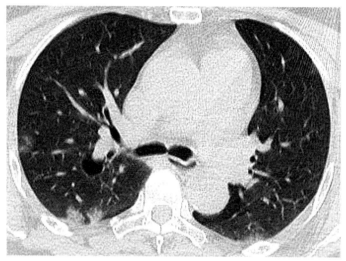

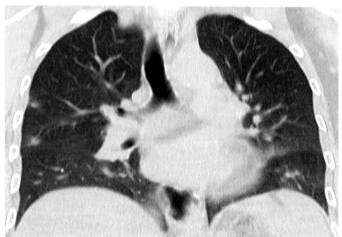

▲ 图 3-4　发病第 10 天首次胸部 CT 图像

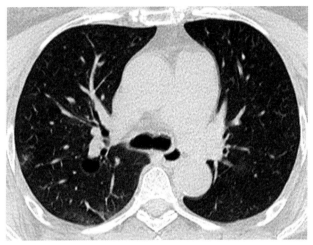

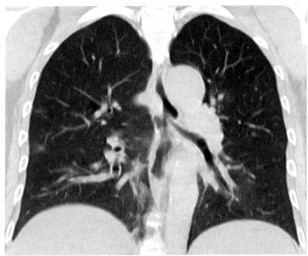

▲ 图 3-5　发病第 15 天复查胸部 CT 图像

【实验室检查】

血常规及生化（发病第 10 天）：白细胞计数 5.65×10^9/L（$4 \times 10^9 \sim 10 \times 10^9$/L），淋巴细胞计数 1.31×10^9/L（$1.0 \times 10^9 \sim 3.3 \times 10^9$/L），中性粒细胞计数 3.87×10^9/L（$1.8 \times 10^9 \sim 6.4 \times 10^9$/L）；C 反应蛋白（末梢血）12mg/L（$0 \sim 10$mg/L）。

血氧饱和度（发病第 10 天）：97.0%。

血常规及生化（发病第 16 天）：白细胞计数 4.88×10^9/L（$4 \times 10^9 \sim 10 \times 10^9$/L），淋巴细胞计数 1.35×10^9/L（$1.0 \times 10^9 \sim 3.3 \times 10^9$/L），中性粒细胞计数 3.20×10^9/L（$1.8 \times 10^9 \sim 6.4 \times 10^9$/L）；C 反应蛋白（末梢血）1mg/L（$0 \sim 10$mg/L）。

血氧饱和度（发病第 16 天）：97.0%。

血常规及生化（发病第 35 天）：白细胞计数 5.47×10^9/L（$4 \times 10^9 \sim 10 \times 10^9$/L），淋巴细胞计数 1.50×10^9/L（$1.0 \times 10^9 \sim 3.3 \times 10^9$/L），中性粒细胞计数 3.47×10^9/L（$1.8 \times 10^9 \sim 6.4 \times 10^9$/L）；C 反应蛋白（末梢血）0mg/L（$0 \sim 10$mg/L）。

血氧饱和度（发病第 35 天）：98.0%。

【影像学表现】

首次胸部 CT（发病第 10 天）：双肺下叶局部见磨玻璃影（图 3-6）。

复查胸部 CT（发病第 16 天）：双肺下叶磨玻璃影范围较前减小，密度较前减低，右肺下叶局部残留少许条索影（图 3-7）。

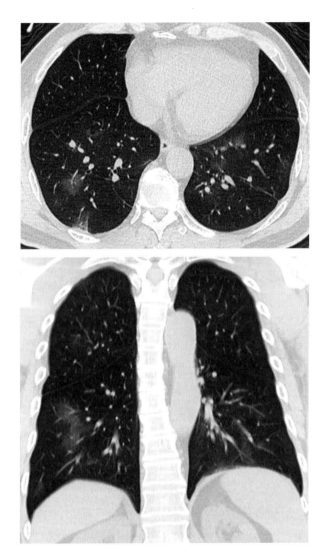

▲ 图 3-6　发病第 10 天首次胸部 CT 图像

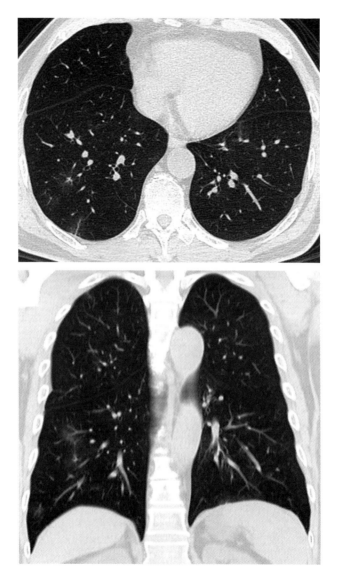

▲ 图 3-7　发病第 16 天复查胸部 CT 图像

复查胸部 CT（发病第 35 天）：双肺病灶较前明显吸收（图 3-8）。

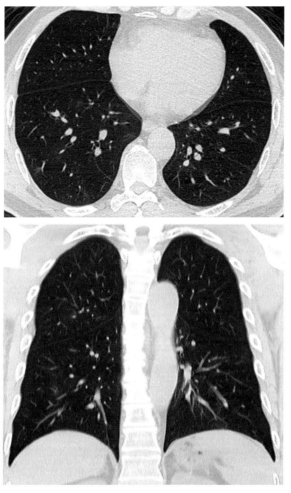

▲ 图 3-8　发病第 35 天复查胸部 CT 图像

【临床诊疗】

患者于门诊取退热、抗感染、止咳、化痰药物，回家自行服药治疗，发热及呼吸道症状好转，复查胸部 CT 提示肺内病变吸收。

◆ 病例 4

患者，女，60 岁，发热，伴乏力、食欲缺乏、恶心及头痛 10 天，最高体温 39.0℃。自测新型冠状病毒抗原阳性。既往体健；规律接种 3 针新型冠状病毒疫苗。

【实验室检查】

血常规（发病第 10 天）：白细胞计数 7.8×10^9/L（$4 \times 10^9 \sim 10 \times 10^9$/L），淋巴细胞计数 2.1×10^9/L（$1.0 \times 10^9 \sim 3.3 \times 10^9$/L），中性粒细胞计数 4.2×10^9/L（$1.8 \times 10^9 \sim 6.4 \times 10^9$/L）。

血常规及生化（发病第 15 天）：白细胞计数 6.8×10^9/L（$4 \times 10^9 \sim 10 \times 10^9$/L），淋巴细胞计数 2.1×10^9/L（$1.0 \times 10^9 \sim 3.3 \times 10^9$/L），中性粒细胞计数 4.2×10^9/L（$1.8 \times 10^9 \sim 6.4 \times 10^9$/L）;C 反应蛋白（血清）23mg/L（$0 \sim 8$mg/L）;白细胞介素 6 为 10.1pg/ml（<7pg/ml），降钙素原 0.1ng/ml（<0.05ng/ml）。

血氧饱和度（发病第 15 天）：98.0%。

【影像学表现】

首次胸部 CT（发病第 10 天）：双肺下叶多发斑片

状磨玻璃影、实变影，边缘模糊，以双肺下叶为著（图 3-9）。

复查胸部 CT（发病第 15 天）：原双肺下叶多发斑片状密度增高影较前吸收缩小、呈索条样改变（图 3-10）。

【临床诊疗】

患者入院后完善各项检查，给予吸氧、抗感染、雾化、化痰等治疗，患者逐渐恢复出院。

◆ 病例 5

患者，男，85 岁，发热、咳嗽、乏力、肌肉酸痛 8 天，最高体温 38.3℃。自测新型冠状病毒抗原阳性。既往体健；未接种新型冠状病毒疫苗。

【实验室检查】

血常规及生化（发病第 8 天）：白细胞计数 4.1×10^9/L（$4 \times 10^9 \sim 10 \times 10^9$/L），淋巴细胞计数 0.8×10^9/L（$1.0 \times 10^9 \sim 3.3 \times 10^9$/L），中性粒细胞计数 2.9×10^9/L（$1.8 \times 10^9 \sim 6.4 \times 10^9$/L）;C 反应蛋白（血清）7.0mg/L（0～8mg/L）。

血氧饱和度（发病第 8 天）：96.0%。

血常规及生化（发病第 14 天）：白细胞计数 7.1×10^9/L（$4 \times 10^9 \sim 10 \times 10^9$/L），淋巴细胞计数 0.8×10^9/L（$1.0 \times 10^9 \sim 3.3 \times 10^9$/L），中性粒细胞计数 5.8×10^9/L（$1.8 \times 10^9 \sim 6.4 \times 10^9$/L）;C 反应蛋白（血清）35mg/L（0～8mg/L）。

血氧饱和度（发病第 14 天）：96.0%。

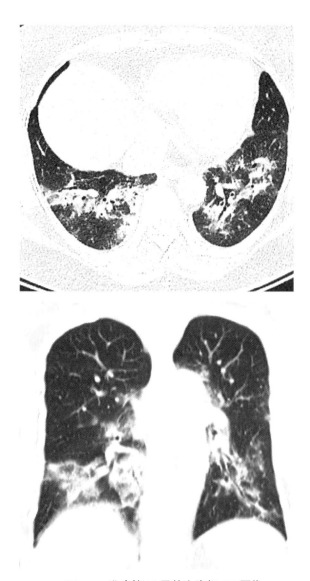

▲ 图 3-9 发病第 10 天首次胸部 CT 图像

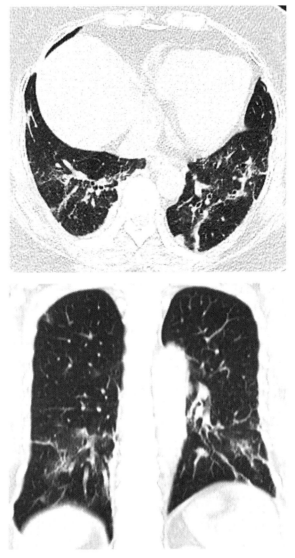

▲ 图 3-10　发病第 15 天复查胸部 CT 图像

血常规及生化（发病第 36 天）：白细胞计数 $5.4 \times 10^9/L$（$4 \times 10^9 \sim 10 \times 10^9/L$），淋巴细胞计数 $1.3 \times 10^9/L$（$1.0 \times 10^9 \sim 3.3 \times 10^9/L$），中性粒细胞计数 $3.8 \times 10^9/L$（$1.8 \times 10^9 \sim 6.4 \times 10^9/L$）；C 反应蛋白（血清）0mg/L（0～8mg/L）

血氧饱和度（发病第 36 天）：99.0%。

【影像学表现】

复查胸部 CT（发病第 8 天）：右肺上叶胸膜下可见片状磨玻璃影（图 3-11）。

复查胸部 CT（发病第 14 天）：右肺上叶胸膜下片状磨玻璃影范围较前扩大，密度较前略增高（图 3-12）。

复查胸部 CT（发病第 36 天）：右肺上叶胸膜下片状磨玻璃影范围较前减小，密度较前减低，病灶较前吸收，局部呈索条、条片样改变（图 3-13）。

【临床诊疗】

患者于门诊取抗感染、止咳药物，回家自行服药治疗，呼吸道症状好转，复查胸部 CT 提示肺内病变吸收。

◆ 病例 6

患者，男，66 岁，发热、咳嗽、乏力、肌肉酸痛 8 天，最高体温 38.8℃。自测新型冠状病毒抗原阳性。既往体健；规律接种 3 针新型冠状病毒疫苗。

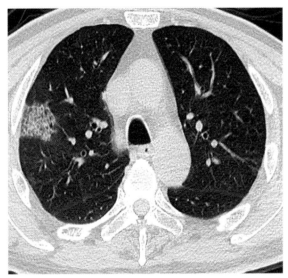

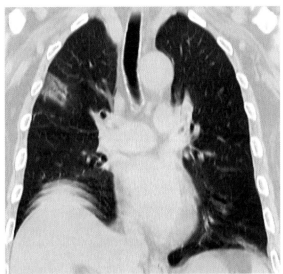

▲ 图 3-11　发病第 8 天首次胸部 CT 图像

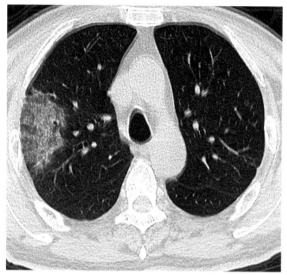

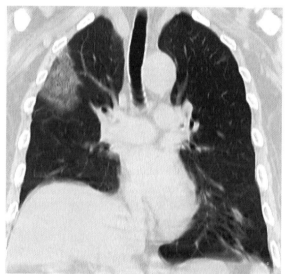

▲ 图 3–12 发病第 14 天复查胸部 CT 图像

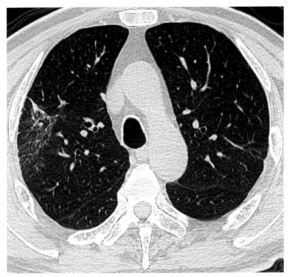

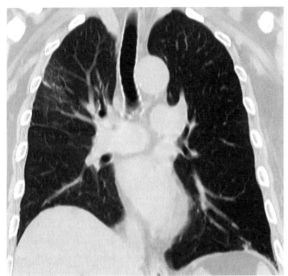

▲ 图 3-13　发病第 36 天复查胸部 CT 图像

【实验室检查】

血常规及生化（发病第 8 天）：白细胞计数 3.2×10^9/L（$4 \times 10^9 \sim 10 \times 10^9$/L），淋巴细胞计数 0.5×10^9/L（$1.0 \times 10^9 \sim 3.3 \times 10^9$/L），中性粒细胞计数 2.6×10^9/L（$1.8 \times 10^9 \sim 6.4 \times 10^9$/L）；C 反应蛋白（血清）61.0mg/L（0～8mg/L）。

血氧饱和度（发病第 8 天）：91.0%。

血常规及生化（发病第 13 天）：白细胞计数 5.3×10^9/L（$4 \times 10^9 \sim 10 \times 10^9$/L），淋巴细胞计数 0.2×10^9/L（$1.0 \times 10^9 \sim 3.3 \times 10^9$/L），中性粒细胞计数 5.0×10^9/L（$1.8 \times 10^9 \sim 6.4 \times 10^9$/L);C 反应蛋白（血清）182.0mg/L（0～8mg/L）。

血氧饱和度（发病第 13 天）：76.8%。

【影像学表现】

首次胸部 CT（发病第 8 天）：双肺胸膜下可见多发条片状磨玻璃影（图 3-14）。

复查胸部 CT（发病第 13 天）：原双肺胸膜下多发条片状磨玻璃影范围较前扩大，密度较强增高，双肺呈"白肺"表现（图 3-15）。

【临床诊疗】

患者入院后完善各项检查，给予吸氧、抗感染、雾化、化痰、营养支持治疗。期间根据病情演变及实验室检查结果，继续进行抗感染、抗炎及人血白蛋白输注治疗。患者病情恶化，于发病第 17 天死亡。

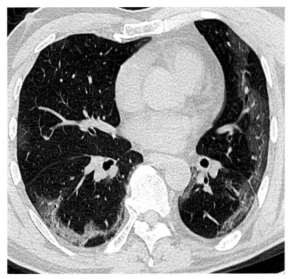

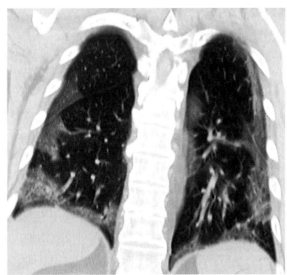

▲ 图 3-14　发病第 8 天首次胸部 CT 图像

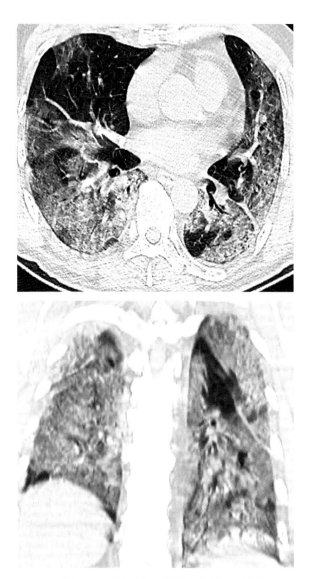

▲ 图 3–15　发病第 13 天复查胸部 CT 图像

◆ 病例 7

患者，男，72 岁，咳嗽、咳痰、腹痛及肌肉酸痛，伴乏力、食欲缺乏 6 天，无发热。自测新型冠状病毒抗原检测阳性。既往史：高血压病史 10 余年，脑梗死病史 10 余年；规律接种 3 针新型冠状病毒疫苗。

【实验室检查】

血常规及生化（发病第 6 天）：白细胞计数 5.84×10^9/L（4×10^9～10×10^9/L），淋巴细胞计数 0.67×10^9/L（1×10^9～3.3×10^9/L），中性粒细胞计数 4.08×10^9/L（1.8×10^9～6.4×10^9/L）；白细胞介素 6 为 90.5pg/ml（＜7.0pg/ml），降钙素原 0.1ng/ml（＜0.05ng/ml）。

血氧饱和度（发病第 6 天）：95.4%。

血常规及生化（发病第 15 天）：白细胞计数 6.96×10^9/L（4×10^9～10×10^9/L），淋巴细胞计数 0.60×10^9/L（1×10^9～3.3×10^9/L），中性粒细胞计数 6.11×10^9/L（1.8×10^9～6.4×10^9/L）；C 反应蛋白（血清）45mg/L（0～8mg/L），降钙素原 0.10ng/ml（＜0.05ng/ml）。

血氧饱和度（发病第 15 天）：99.1%。

血常规（发病第 20 天）：白细胞计数 8.20×10^9/L（4×10^9～10×10^9/L），淋巴细胞计数 1.37×10^9/L（1.0×10^9～3.3×10^9/L），中性粒细胞计数 6.42×10^9/L（1.8×10^9～6.4×10^9/L）。

血氧饱和度（发病第 20 天）：98.6%。

【影像学表现】

首次胸部 CT（发病第 6 天）：双肺多发斑片状磨玻璃影，病变区小叶间隔增厚，小血管穿行、增粗（图 3-16）。

复查胸部 CT（发病第 15 天）：双肺病变范围较前增大，密度较前增高，呈混合磨玻璃影及实变影，双侧胸腔出现少量液体密度影（图 3-17）。

复查胸部 CT（发病第 20 天）：双肺多发病变范围较前缩小，密度较前不均匀略减低，边缘不规则收缩伴条索，病变内见小网格影，小叶间隔增厚较前明显（图 3-18）。

【临床诊疗】

患者入院后完善各项检查，给予吸氧、抗感染、雾化、化痰等治疗。患者逐渐恢复，于发病第 18 天出院。

◆ 病例 8

患者，女，80 岁，发热、咳嗽、咳痰 1 周，最高体温 39.0°C。自测新型冠状病毒抗原阳性。既往史：高血压、糖尿病、房颤病史 20 余年，二尖瓣术后、心脏起搏器置入术后 3 年；未接种新型冠状病毒疫苗。

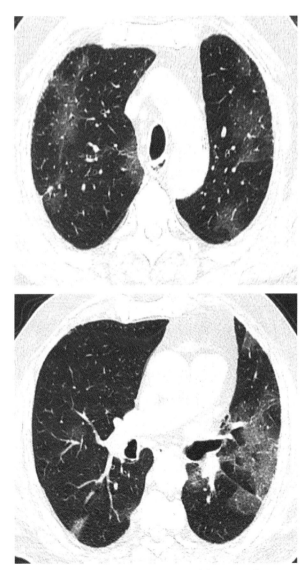

▲ 图 3-16　发病第 6 天首次胸部 CT 图像

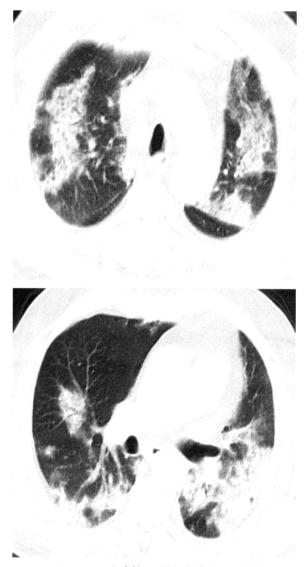

▲ 图 3-17　发病第 15 天复查胸部 CT 图像

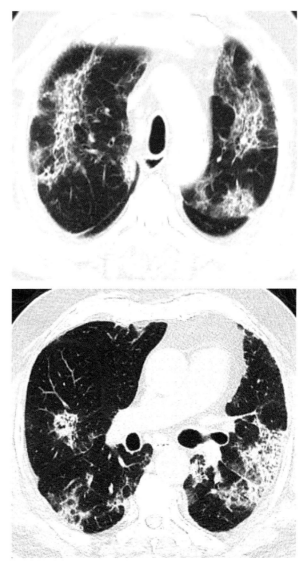

▲ 图 3-18　发病第 20 天复查胸部 CT 图像

【实验室检查】

血常规（发病第 7 天）：白细胞计数 5.87×10^9/L（$4 \times 10^9 \sim 10 \times 10^9$/L），淋巴细胞计数 1.59×10^9/L（$1 \times 10^9 \sim 3.3 \times 10^9$/L），中性粒细胞计数 3.81×10^9/L（$1.8 \times 10^9 \sim 6.4 \times 10^9$/L）。

心肌标志物（发病第 7 天，化学发光法检测）：B 型钠尿肽 646.0pg/ml（$0 \sim 450$pg/ml）。

血氧饱和度（发病第 7 天）：95.0%。

血常规及生化（发病第 14 天）：白细胞计数 5.32×10^9/L（$4 \times 10^9 \sim 10 \times 10^9$/L），淋巴细胞计数 1.42×10^9/L（$1.0 \times 10^9 \sim 3.3 \times 10^9$/L），中性粒细胞计数 3.30×10^9/L（$1.8 \times 10^9 \sim 6.4 \times 10^9$/L）;C 反应蛋白（血清）24mg/L（$0 \sim 8$mg/L）；白细胞介素 6 为 18.4pg/ml（<7.0pg/ml），降钙素原 0.08ng/ml（<0.05ng/ml）；血浆 D- 二聚体 1.2μg/ml（$0.01 \sim 0.5$μg/ml，化学法检测）。

血氧饱和度（发病第 14 天）：97.0%。

血常规及生化（发病第 19 天）：白细胞计数 5.03×10^9/L（$4 \times 10^9 \sim 10 \times 10^9$/L），淋巴细胞计数 1.68×10^9/L（$1.0 \times 10^9 \sim 3.3 \times 10^9$/L），中性粒细胞计数 2.56×10^9/L（$1.8 \times 10^9 \sim 6.4 \times 10^9$/L）；C 反应蛋白（血清）13mg/L（$0 \sim 8$mg/L）。

血氧饱和度（发病第 19 天）：97.8%。

【影像学表现】

首次胸部 CT（发病第 7 天）：双肺多发斑片状混合磨玻璃影，病变内见支气管充气征、小叶间隔增厚（图 3-19）。

复查胸部 CT（发病第 14 天）：双肺部分病变范围较前增大，密度较前不均，密度局部增高、局部减低，边缘条索较前增多（图 3-20）。

复查胸部 CT（发病第 19 天）：双肺病变较前无明显变化，右侧胸腔新见少量积液（图 3-21）。

【临床诊疗】

患者入院后完善各项检查，给予吸氧、抗炎、抗感染、雾化、化痰等治疗。患者病情逐渐好转，于发病第 26 天出院。

◆ 病例 9

患者，男，83 岁，发热、咳嗽、咳痰、喘憋 7 天，最高体温 38.7℃。自测新型冠状病毒抗原阳性。既往史：左眼白内障、青光眼术后 20 余年；未接种新型冠状病毒疫苗。

【实验室检查】

血常规及生化（发病第 7 天）：白细胞计数 5.53×10^9/L（$4 \times 10^9 \sim 10 \times 10^9$/L），淋巴细胞计数 0.74×10^9/L（$1 \times 10^9 \sim 3.3 \times 10^9$/L），中性粒细胞计数 4.31×10^9/L（$1.8 \times 10^9 \sim 6.4 \times 10^9$/L）；C 反应蛋白（末梢血）87.70mg/L（0～10mg/L）；白细胞介素 6 为 43.7pg/ml（＜7.0pg/ml）。

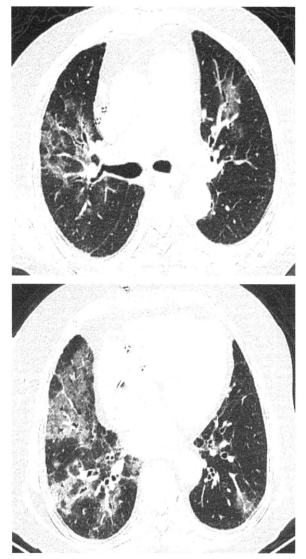

▲ 图 3-19　发病第 7 天首次胸部 CT 图像

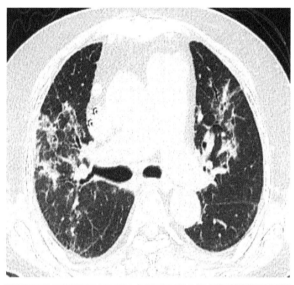

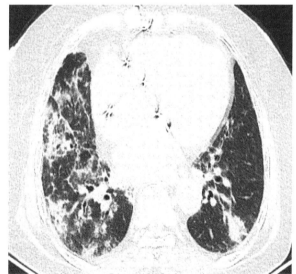

▲ 图 3-20 发病第 14 天复查胸部 CT 图像

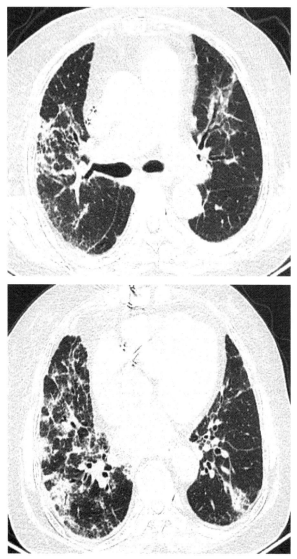

▲ 图 3-21　发病第 19 天复查胸部 CT 图像

血氧饱和度（发病第 7 天）：97.1%。

血常规（发病第 12 天）：白细胞计数 4.53×10^9/L（$4 \times 10^9 \sim 10 \times 10^9$/L），淋巴细胞计数 0.83×10^9/L（$1 \times 10^9 \sim 3.3 \times 10^9$/L），中性粒细胞计数 3.18×10^9/L（$1.8 \times 10^9 \sim 6.4 \times 10^9$/L）。

血氧饱和度（发病第 12 天）：98.9%。

血常规（发病第 18 天）：白细胞计数 3.94×10^9/L（$4 \times 10^9 \sim 10 \times 10^9$/L），淋巴细胞计数 0.84×10^9/L（$1 \times 10^9 \sim 3.3 \times 10^9$/L），中性粒细胞计数 2.61×10^9/L（$1.8 \times 10^9 \sim 6.4 \times 10^9$/L）。

血氧饱和度（发病第 18 天）：96.8%。

【影像学表现】

首次胸部 CT（发病第 7 天）：双肺多发斑片状磨玻璃影，以胸膜下、叶间裂旁为著，病变内小血管增粗（图 3-22）。

复查胸部 CT（发病第 12 天）：双肺多发病变范围较前缩小，密度较前增高，边缘收缩伴条索影（图 3-23）。

复查胸部 CT（发病第 18 天）：双肺多发病变范围较前略缩小，密度较前不均匀减低，病变内小叶间隔增厚（图 3-24）。

【临床诊疗】

患者入院后完善各项检查，给予吸氧、抗炎、抗感染、雾化、化痰等治疗。患者逐渐恢复，于发病第 25 天出院。

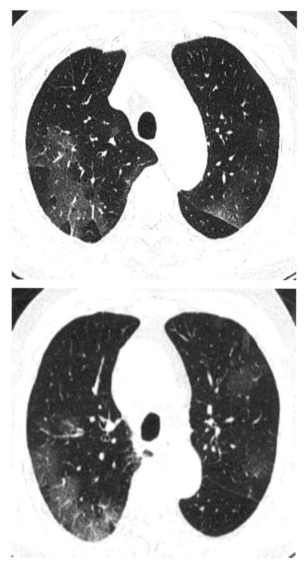

▲ 图 3-22　发病第 7 天首次胸部 CT 图像

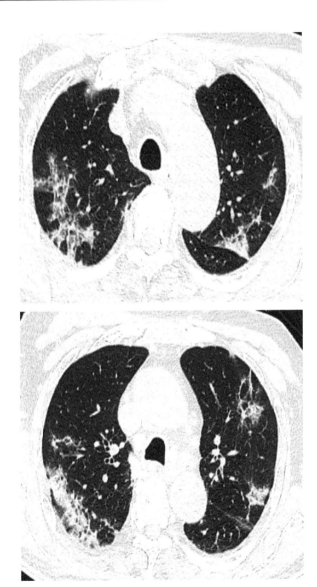

▲ 图 3-23　发病第 12 天复查胸部 CT 图像

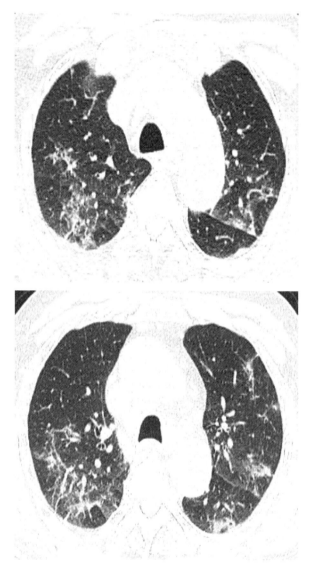

▲ 图 3-24　发病第 18 天复查胸部 CT 图像

◆ 病例 10

患者，女，68 岁，发热 8 天，最高体温 38.5℃。自测新型冠状病毒抗原阳性。既往史：冠心病 8 年，PCI 术后 3 年；规律接种 3 针新型冠状病毒疫苗。

【实验室检查】

血常规及生化（发病第 8 天）：白细胞计数 7.14×10^9/L（4×10^9～10×10^9/L），淋巴细胞计数 0.34×10^9/L（1.0×10^9～3.3×10^9/L），中性粒细胞计数 6.52×10^9/L（1.8×10^9～6.4×10^9/L）；C 反应蛋白（末梢血）197mg/L（0～10mg/L）。

血常规及生化（发病第 14 天）：白细胞计数 4.60×10^9/L（4×10^9～10×10^9/L），淋巴细胞计数 1.05×10^9/L（1×10^9～3.3×10^9/L），中性粒细胞计数 3.28×10^9/L（1.8×10^9～6.4×10^9/L）；C 反应蛋白（末梢血）3mg/L（0～10mg/L）。

血氧饱和度（发病第 14 天）：95.0%。

【影像学表现】

首次胸部 CT（发病第 8 天）：双肺多发斑片状混合磨玻璃影，以胸膜下、叶间裂旁为著，病变内见支气管充气征，小叶间隔增厚，见细小网格影（图 3-25）。

复查胸部 CT（发病第 14 天）：双肺病变范围较前缩小，大部分密度较前减低，网格影范围较前增大，局部纤维条索形成（图 3-26）。

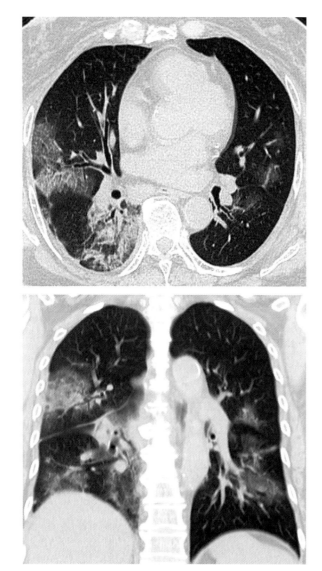

▲ 图 3-25　发病第 8 天首次胸部 CT 图像

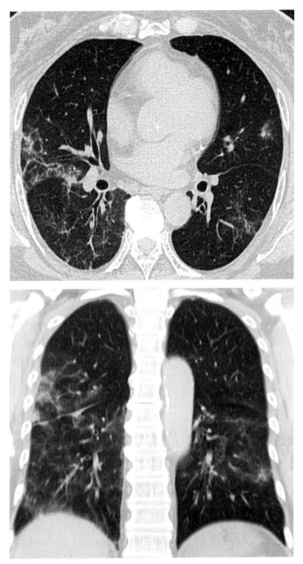

▲ 图 3-26　发病第 14 天复查胸部 CT 图像

【临床诊疗】

患者于门诊取退热、抗感染药物，回家自行服药治疗，发热及呼吸道症状好转，复查胸部 CT 提示肺内病变吸收。

◆ 病例 11

患者，男，77 岁，发热 7 天，最高体温 38.9℃，畏寒，伴全身酸痛、乏力，咽痛、咳嗽、咳白色痰。自测新型冠状病毒抗原阳性。既往史：糖尿病、高血压、冠心病 10 余年；规律接种 3 针新型冠状病毒疫苗。

【实验室检查】

血常规及生化（发病第 7 天）：白细胞计数 9.89×10^9/L（$4 \times 10^9 \sim 10 \times 10^9$/L），淋巴细胞计数 1.67×10^9/L（$1 \times 10^9 \sim 3.3 \times 10^9$/L），中性粒细胞计数 7.54×10^9/L（$1.8 \times 10^9 \sim 6.4 \times 10^9$/L）；C 反应蛋白（血清）94mg/L（0～8mg/L）。

血氧饱和度（发病第 7 天）：97.0%。

血常规及生化（发病第 12 天）：白细胞计数 8.05×10^9/L（$4 \times 10^9 \sim 10 \times 10^9$/L），淋巴细胞计数 1.44×10^9/L（$1 \times 10^9 \sim 3.3 \times 10^9$/L），中性粒细胞计数 5.85×10^9/L（$1.8 \times 10^9 \sim 6.4 \times 10^9$/L）；C 反应蛋白（血清）78mg/L（0～8mg/L）。

【影像学表现】

首次胸部 CT（发病第 7 天）：双肺多发斑片状磨玻璃影，以胸膜下、叶间裂旁为主，部分病变长轴与胸膜平行，部分病变内见支气管管腔略增宽、小血管增粗（图3-27）。

复查胸部 CT（发病第 12 天）：双肺部分病变范围较前缩小，密度较前减低，局部纤维条索形成；部分病变为新出现（图 3-28）。

【临床诊疗】

患者于门诊取药后，居家自行服药治疗，呼吸道症状好转，复查胸部 CT 肺内病变吸收。

二、老年人新型冠状病毒 Omicron 感染（重型）胸部 CT 表现

◆ 病例 12

患者，男，68 岁，发热伴喘息 2 天，最高体温 38.5℃。查体：神清，血压 161mmHg/85mmHg，呼吸 30 次 / 分，血氧饱和度 95.0%，双肺呼吸音粗，可闻及散在湿啰音；心率 98 次 / 分，心律绝对不齐，第一心音强弱不等；双下肢轻度水肿。既往史：高血压、冠心病、房颤、心脏起搏器置入后 10 年；规律接种 3 针新型冠状病毒疫苗。

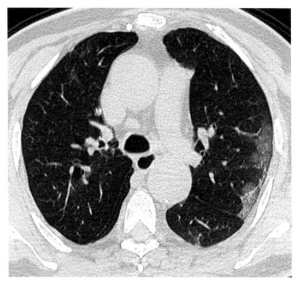

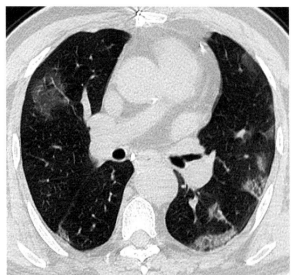

▲ 图 3-27　发病第 7 天首次胸部 CT 图像

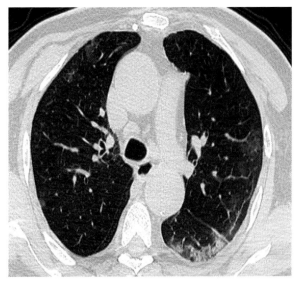

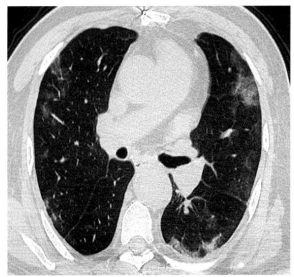

▲ 图 3-28　发病第 12 天复查胸部 CT 图像

【实验室检查】

血常规及生化（发病第 2 天）：白细胞计数 5.87 × 10^9/L（4 × 10^9～10 × 10^9/L），淋巴细胞计数 0.49 × 10^9/L（1 × 10^9～3.3 × 10^9/L），中性粒细胞计数 5.13 × 10^9/L（1.8 × 10^9～6.4 × 10^9/L）；C 反应蛋白（末梢血）113.0mg/L（0～10mg/L）；降钙素原 0.01ng/ml（＜0.05ng/ml）；血浆 D- 二聚体 0.24mg/L（0～0.5mg/L，化学发光法检测）。

心肌标志物（发病第 2 天，化学发光法检测）：B 型钠尿肽 5796.0pg/ml（0～450pg/ml），肌钙蛋白 I 为 0.021ng/ml（0～0.02ng/ml）。

血气分析（发病第 2 天）：血氧饱和度 94.0%，氧分压 77.4mmHg（80～100mmHg），乳酸 1.40mmol/L（0.5～1.6mmol/L）。

新型冠状病毒核糖核酸检测（发病第 2 天）：阳性。

血气分析（发病第 5 天）：血氧饱和度 88.4%，氧分压 57.6mmHg（80～100mmHg），乳酸 1.90mmol/L（0.5～1.6mmol/L）。

心肌标志物（发病第 5 天，化学发光法检测）：B 型钠尿肽 7196.0pg/ml（0～450pg/ml），肌钙蛋白 I 为 0.02ng/ml（0～0.02ng/ml），肌酸激酶同工酶 8.50ng/ml（2～7.2ng/ml），肌红蛋白 191.0ng/ml（23～122ng/ml）。

血常规及生化（发病第 10 天）：白细胞计数 7.96 × 10^9/L（4 × 10^9～10 × 10^9/L），淋巴细胞计数 0.56 × 10^9/L

（$1 \times 10^9 \sim 3.3 \times 10^9$/L），中性粒细胞计数 7.19×10^9/L（$1.8 \times 10^9 \sim 6.4 \times 10^9$/L）；C 反应蛋白（血清）28mg/L（$0 \sim 8$mg/L）；血浆 D- 二聚体 1.96μg/ml（$0.01 \sim 0.5$μg/ml，化学法检测）；降钙素原 0.09ng/ml（<0.05ng/ml）；肌酐 117μmol/L（$18 \sim 104$μmol/L）。

红细胞沉降率（发病第 10 天）:40mm/h（$0 \sim 15$mm/h）。

血常规及生化（发病第 20 天）：白细胞计数 7.01×10^9/L（$4 \times 10^9 \sim 10 \times 10^9$/L），淋巴细胞计数 0.55×10^9/L（$1 \times 10^9 \sim 3.3 \times 10^9$/L），中性粒细胞计数 5.86×10^9/L（$1.8 \times 10^9 \sim 6.4 \times 10^9$/L）;C 反应蛋白（血清）17mg/L（$0 \sim 8$mg/L）；降钙素原 0.14ng/ml（$<0.05$ng/ml）；肌酐 106μmol/L（$18 \sim 104$μmol/L）；白蛋白 27.79g/L（$35 \sim 55$g/L，溴甲酚绿法）。

血常规及生化（发病第 27 天）：白细胞计数 4.68×10^9/L（$4 \times 10^9 \sim 10 \times 10^9$/L），淋巴细胞计数 0.67×10^9/L（$1 \times 10^9 \sim 3.3 \times 10^9$/L）；C 反应蛋白（血清）57mg/L（$0 \sim 8$mg/L）；降钙素原 0.19ng/ml（$<0.05$ng/ml）；肌酐 90μmol/L（$18 \sim 104$μmol/L）。

【影像学表现】

首次胸部 CT（发病第 2 天）：双肺支气管周围可见多发团片状磨玻璃影、实变影，边缘模糊，其内可见小叶间隔增厚、充气支气管征；纵隔窗显示左心增大，双侧胸腔少量积液，右心腔心脏起搏器置入（图 3-29）。

复查胸部 CT（发病第 10 天）：双肺上叶及右肺下

叶磨玻璃病灶范围较前增大，部分密度较前减低，右肺下叶病灶内可见充气支气管。左肺下叶基底段病灶较前吸收，范围缩小、密度减低。双肺上叶病变胸膜下未见受累。纵隔窗左心增大较前进展，冠状静脉增粗（图3-30）。

复查胸部 CT（发病第 21 天）：双肺病灶较前明显范围缩小、密度减低，纤维化改变，部分支气管牵拉扩张。纵隔窗心脏体积增大较前减轻（图 3-31）。

复查胸部 CT（发病第 28 天）：双肺病灶较前范围稍缩小、密度减低，双肺下叶病灶内小叶内间质增粗较前减轻（图 3-32）。

【临床诊疗】

入院后临床诊断："肺部感染、冠心病、房颤、心功能不全、高血压"，给予莫西沙星抗感染，甲泼尼龙抗炎，氨溴索化痰，单硝酸异山梨酯扩冠，布美他尼减轻心脏负荷等治疗。治疗 1 周后，患者活动后仍感气促、喘息。心电监护显示心率 94 次 / 分，血压 116mmHg/56mmHg，呼吸 36 次 / 分。

根据实验室检查及复查胸部 CT 检查结果，增加糖皮质激素雾化及静脉输液平喘治疗，加用丙种球蛋白、新型冠状病毒感染抗病毒治疗（奈玛特韦片 / 利托那韦片），治疗后患者平卧位及俯卧位喘憋缓解，生命体征平稳，病情好转后出院。

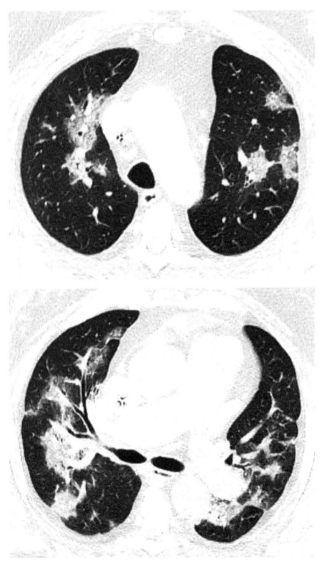

▲ 图 3–29　发病第 2 天首次胸部 CT 图像

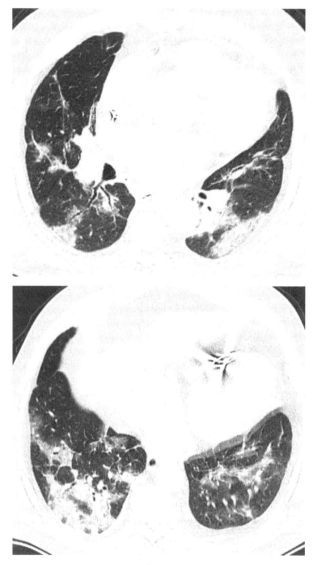

▲ 图 3-29（续） 发病第 2 天首次胸部 CT 图像

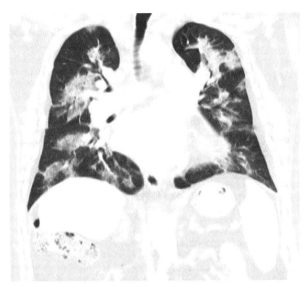

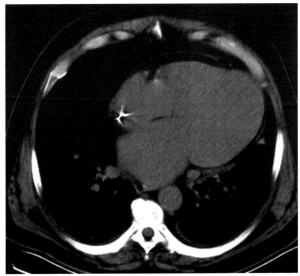

▲ 图 3-29（续） 发病第 2 天首次胸部 CT 图像

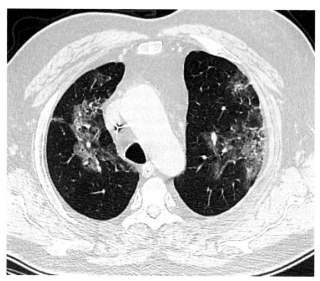

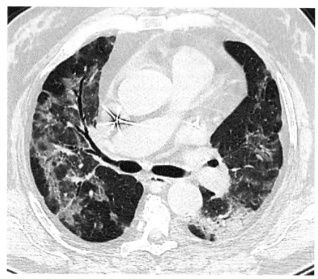

▲ 图 3-30　发病第 10 天复查胸部 CT 图像

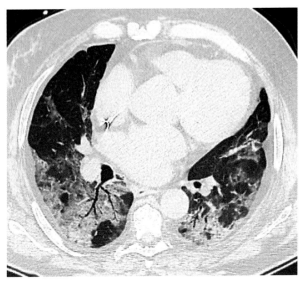

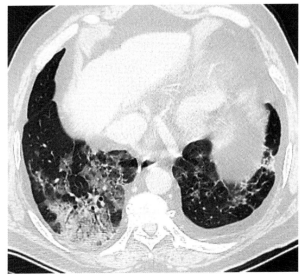

▲ 图 3-30（续） 发病第 10 天复查胸部 CT 图像

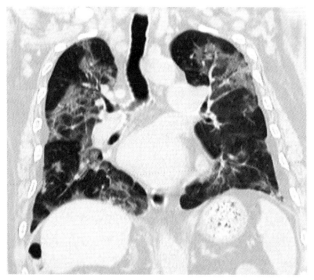

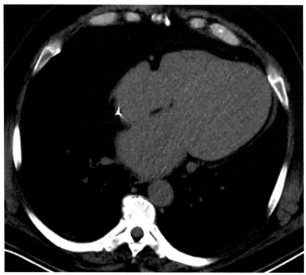

▲ 图 3-30（续） 发病第 10 天复查胸部 CT 图像

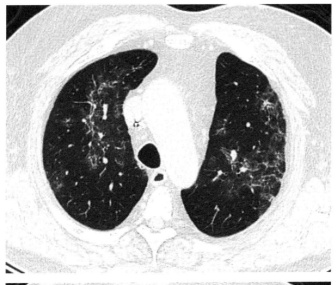

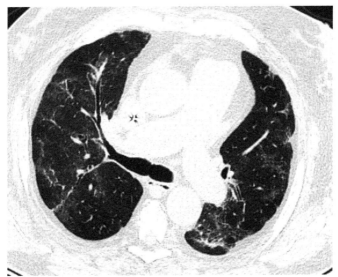

▲ 图 3-31　发病第 21 天复查胸部 CT 图像

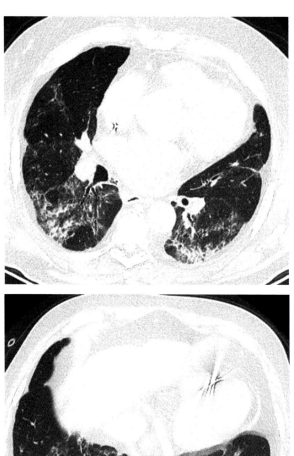

▲ 图 3–31（续） 发病第 21 天复查胸部 CT 图像

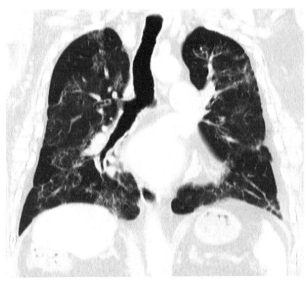

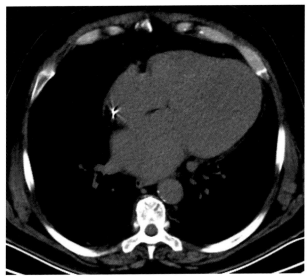

▲ 图 3–31（续）　发病第 21 天复查胸部 CT 图像

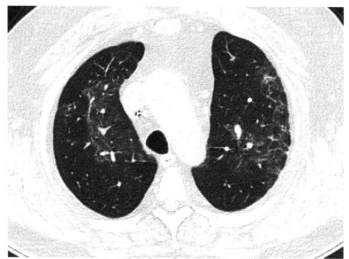

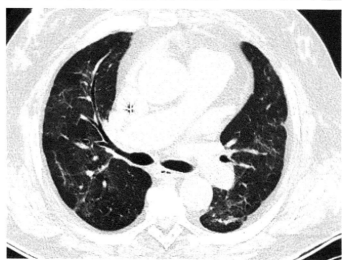

▲ 图 3-32　发病第 28 天复查胸部 CT 图像

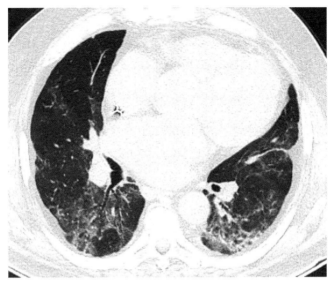

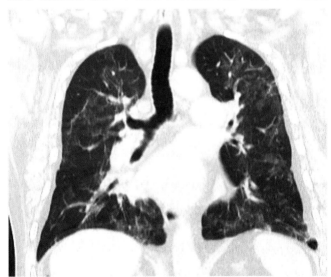

▲ 图 3–32（续）　发病第 28 天复查胸部 CT 图像

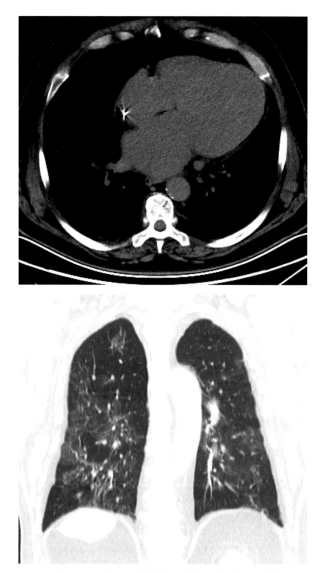

▲ 图 3-32（续） 发病第 28 天复查胸部 CT 图像

◆ **病例 13**

患者，男，72 岁，乏力纳差、肌肉酸痛 6 天。查体：神清，心率 102 次 / 分，血压 155mmHg/87mmHg，呼吸 30 次 / 分，血氧饱和度 90.0%，双肺呼吸音粗，可闻及散在湿啰音。心律绝对不齐，第一心音强弱不等，双下肢轻度水肿。既往史：陈旧脑梗死 10 余年，高血压 10 余年；未接种新型冠状病毒疫苗。

【实验室检查】

血常规及生化（发病第 6 天）：白细胞计数 5.84×10^9/L（$4 \times 10^9 \sim 10 \times 10^9$/L），淋巴细胞计数 0.67×10^9/L（$1 \times 10^9 \sim 3.3 \times 10^9$/L），中性粒细胞计数 4.87×10^9/L（$1.8 \times 10^9 \sim 6.4 \times 10^9$/L）；白细胞介素 6 为 90.54pg/ml（<7.0pg/ml）；降钙素原 0.10ng/ml（<0.05ng/ml）；血浆 D- 二聚体 0.80μg/ml（$0.01 \sim 0.5$μg/ml，化学法检测）。

血气分析（发病第 6 天）：血氧饱和度 92.0%，氧分压 77.6mmHg（$80 \sim 100$mmHg），二氧化碳分压 32.4mmHg（$35 \sim 45$mmHg），乳酸 2.40mmol/L（$0.5 \sim 1.6$mmol/L）。

心肌标志物（发病第 6 天，电化学发光法检测）：B 型钠尿肽 514.0pg/ml（$0 \sim 125$pg/ml），肌红蛋白 193ng/ml（$28 \sim 72$ng/ml），肌钙蛋白 T 为 23ng/L（$15 \sim 52$ng/L 提示心肌损伤）。

生化检查（发病第 9 天）：降钙素原 0.14ng/ml（<0.05ng/ml）。

心肌标志物（发病第 9 天，电化学发光法检测）：B 型钠尿肽 1091.0pg/ml（0～125pg/ml），肌红蛋白 156ng/ml（28～72ng/ml），肌钙蛋白 T 为 24ng/L（15～52ng/L 提示心肌损伤）。

新型冠状病毒核糖核酸检测（发病第 9 天）：阳性。

血常规及生化（发病第 15 天）：白细胞计数 6.96×10^9/L（$4 \times 10^9 \sim 10 \times 10^9$/L），淋巴细胞计数 0.60×10^9/L（$1 \times 10^9 \sim 3.3 \times 10^9$/L），中性粒细胞计数 6.11×10^9/L（$1.8 \times 10^9 \sim 6.4 \times 10^9$/L）；C 反应蛋白（末梢血）45mg/L（0～10mg/L）；降钙素原 0.10ng/ml（＜0.05ng/ml）；血浆 D- 二聚体 1.59μg/ml（0.01～0.5μg/ml，化学法检测）。

心肌标志物（发病第 15 天，电化学发光法检测）：B 型钠尿肽 324.0pg/ml（0～125pg/ml），肌钙蛋白 T 为 19ng/L（15～52ng/L 提示心肌损伤）。

血常规（发病第 20 天）：白细胞计数 8.20×10^9/L（$4 \times 10^9 \sim 10 \times 10^9$/L），淋巴细胞计数 1.37×10^9/L（$1 \times 10^9 \sim 3.3 \times 10^9$/L），中性粒细胞计数 6.42×10^9/L（$1.8 \times 10^9 \sim 6.4 \times 10^9$/L）。

血常规（发病第 28 天）：白细胞计数 9.45×10^9/L（$4 \times 10^9 \sim 10 \times 10^9$/L），淋巴细胞计数 2.24×10^9/L（$1 \times 10^9 \sim 3.3 \times 10^9$/L），中性粒细胞计数 6.75×10^9/L（$1.8 \times 10^9 \sim 6.4 \times 10^9$/L）。

【影像学表现】

首次胸部 CT（发病第 7 天）：双肺支气管周围及胸膜下可见多发片状磨玻璃影，边缘模糊，其内可见小血管增粗；纵隔窗可见冠状动脉硬化改变（图 3-33）。

复查胸部 CT（发病第 15 天）：双肺病灶较前范围增大、密度增高实变，病灶内可见小叶间隔增厚、充气支气管征；纵隔窗显示双侧胸腔少量积液，左心稍增大（图 3-34）。

复查胸部 CT（发病第 20 天）：双肺病灶较前范围缩小、密度减低，部分病灶出现机化改变，双肺下叶病灶内小叶内间质增粗较前明显；纵隔窗显示双侧胸腔少量积液较前减少，心脏未见异常（图 3-35）。

复查胸部 CT（发病第 27 天）：双肺病灶较前范围稍缩小、密度减低，部分出现机化改变，双肺下叶病灶内小叶内间质增粗较前减轻（图 3-36）。

【临床诊疗】

入院后临床诊断："肺部感染、高血压、陈旧性脑梗死、呼吸衰竭"，给予化痰、雾化、鼻导管吸氧、调节电解质等对症治疗。治疗 10 天后，根据实验室及影像检查结果，增加糖皮质激素抗炎治疗。治疗后患者平卧位及俯卧位喘憋缓解，生命体征平稳，病情好转后出院。

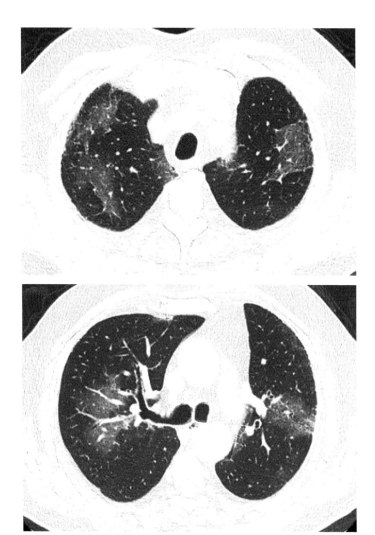

▲ 图 3-33　发病第 7 天首次胸部 CT 图像

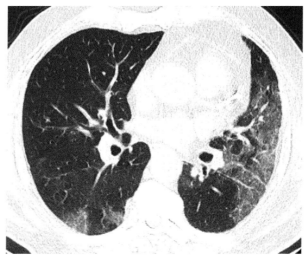

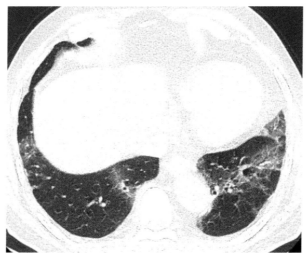

▲ 图 3-33（续）　发病第 7 天首次胸部 CT 图像

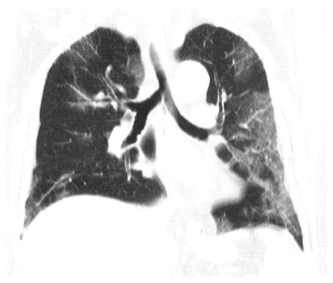

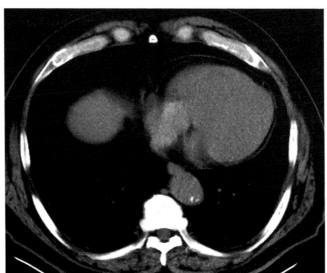

▲ 图 3-33（续） 发病第 7 天首次胸部 CT 图像

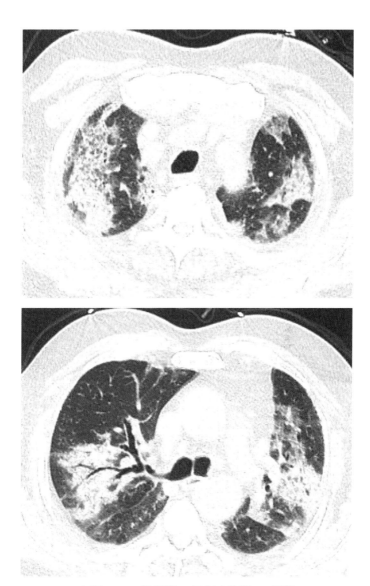

▲ 图 3-34 发病第 15 天复查胸部 CT 图像

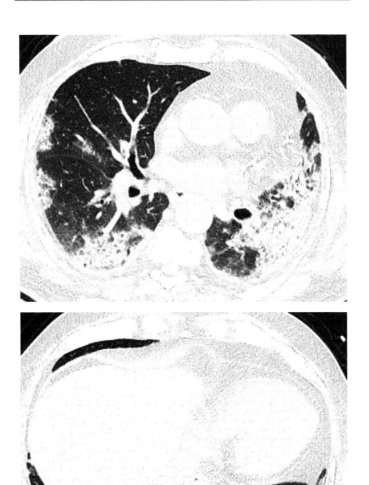

▲ 图 3-34（续） 发病第 **15** 天复查胸部 **CT** 图像

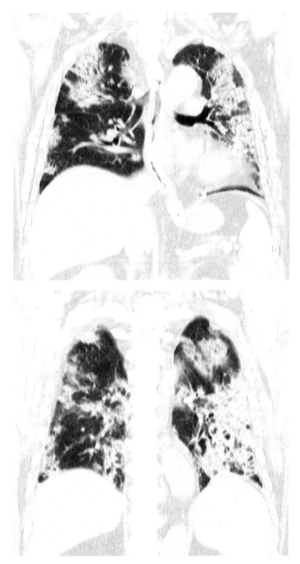

▲ 图 3-34（续）　发病第 15 天复查胸部 CT 图像

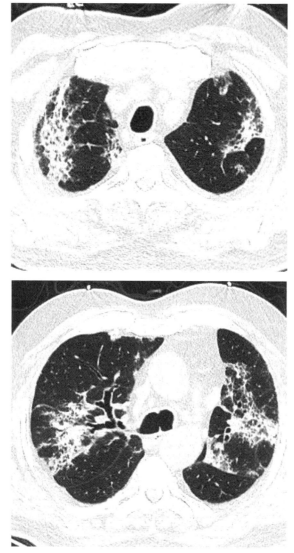

▲ 图 3-35 发病第 20 天复查胸部 CT 图像

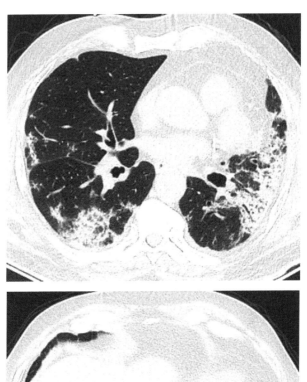

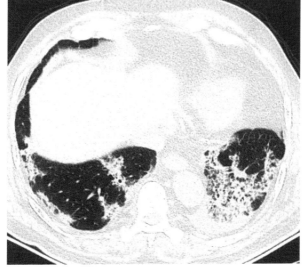

▲ 图 3-35（续） 发病第 20 天复查胸部 CT 图像

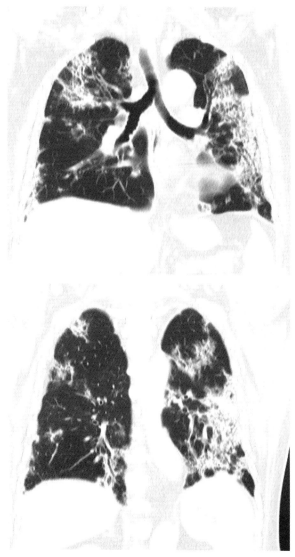

▲ 图 3-35（续）　发病第 20 天复查胸部 CT 图像

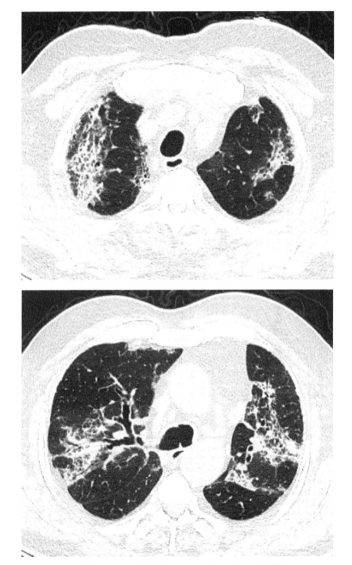

▲ 图 3-36 发病第 27 天复查胸部 CT 图像

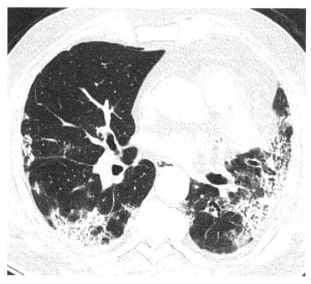

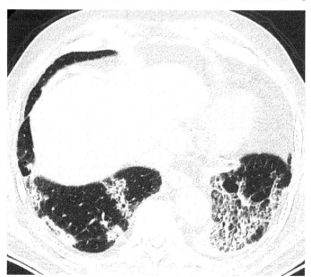

▲ 图 3-36（续） 发病第 27 天复查胸部 CT 图像

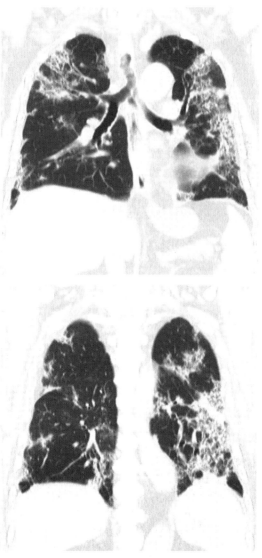

▲ 图 3-36（续） 发病第 27 天复查胸部 CT 图像

◆ 病例 14

患者，男，84 岁，咳嗽、咳痰 1 个月余，间断发热，最高体温 38.5℃，伴憋闷 1 周。查体：神清，血压 158mmHg/76mmHg，呼吸 18 次 / 分，血氧饱和度 92.0%，双肺广泛湿啰音；心率 111 次 / 分。既往史：冠心病 1 年；接种 2 针新型冠状病毒疫苗。

【实验室检查】

生化检查（发病第 30 天）：血浆 D- 二聚体 5.44μg/ml（0.01～0.5μg/ml，化学法检测），白蛋白 27.78g/L（35～55g/L，溴甲酚绿法）。

心肌标志物（发病第 30 天，电化学发光法检测）：B 型钠尿肽 1613.0pg/ml（0～125pg/ml），肌钙蛋白 T 为 24ng/L（15～52ng/L 提示心肌损伤）。

新型冠状病毒核糖核酸检测（发病第 30 天）：阳性。

血常规及生化（发病第 34 天）：白细胞计数 7.49×10^9/L（4×10^9～10×10^9/L），淋巴细胞计数 0.78×10^9/L（1×10^9～3.3×10^9/L），中性粒细胞计数 5.88×10^9/L（1.8×10^9～6.4×10^9/L）；C 反应蛋白（末梢血）30.0mg/L（0～10mg/L）；白细胞介素 6 为 51.14pg/ml（<7.0pg/ml）。

血常规及生化（发病第 37 天）：白细胞计数 8.27×10^9/L（4×10^9～10×10^9/L），淋巴细胞计数 0.62×10^9/L（1×10^9～3.3×10^9/L），中性粒细胞计数 6.69×10^9/L（$1.8 \times$

$10^9 \sim 6.4 \times 10^9$/L）；C 反应蛋白（末梢血）70.0mg/L（0～10mg/L）；血浆 D- 二聚体 1.66μg/ml（0.01～0.5μg/ml，化学法检测）；白蛋白 26.65g/L（35～55g/L，溴甲酚绿法）。

血常规及生化（发病第 42 天）：白细胞计数 4.66×10^9/L（$4 \times 10^9 \sim 10 \times 10^9$/L），淋巴细胞计数 0.69×$10^9$/L（$1 \times 10^9 \sim 3.3 \times 10^9$/L），中性粒细胞计数 3.41×$10^9$/L（1.8×$10^9 \sim 6.4 \times 10^9$/L）；C 反应蛋白（末梢血）10.0mg/L（0～10mg/L）；降钙素原 0.07ng/ml（＜0.05ng/ml）；血浆 D-二聚体 1.16μg/ml（0.01～0.5μg/ml，化学法检测）；白蛋白 25.71g/L（35～55g/L，溴甲酚绿法）。

【影像学表现】

首次胸部 CT（发病第 34 天）：双肺可见多发斑片状、大片状磨玻璃影、实变影，边缘模糊，以背侧胸膜下分布为著，其内部分支气管分支牵拉扩张，伴间质纤维化改变；纵隔窗显示心脏体积增大，以左心为著，双侧胸腔未见积液（图 3-37）。

复查胸部 CT（发病第 37 天）：双肺磨玻璃影范围较前无变化，密度较前增高，以右肺及双肺背侧胸膜下分布为著。纵隔窗显示心脏增大，心腔密度减低（图 3-38）。床旁心脏超声示左心室心尖部附壁血栓形成；左心扩大，左心室壁节段性运动异常，左心室心尖部室壁瘤形成；左心室收缩及舒张功能减低。

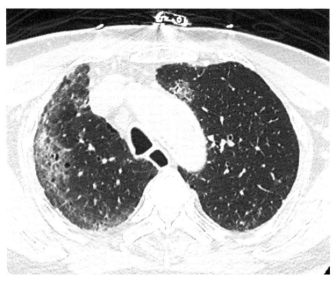

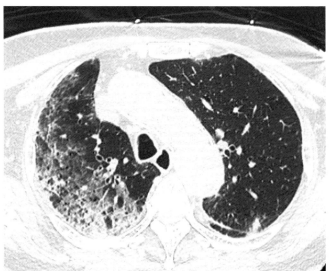

▲ 图 3-37　发病第 34 天首次胸部 CT 图像

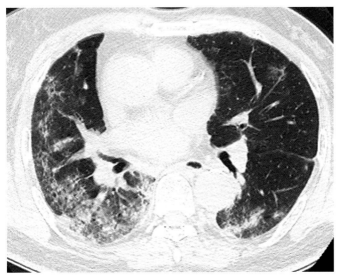

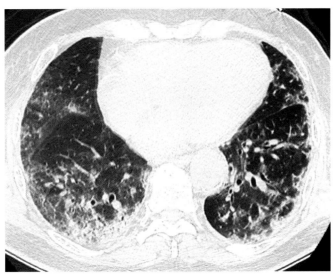

▲ 图 3-37（续）　发病第 34 天首次胸部 CT 图像

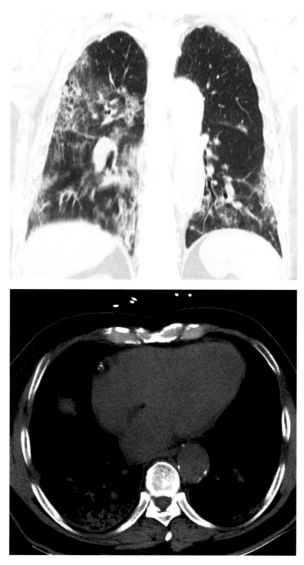

▲ 图 3-37（续） 发病第 34 天首次胸部 CT 图像

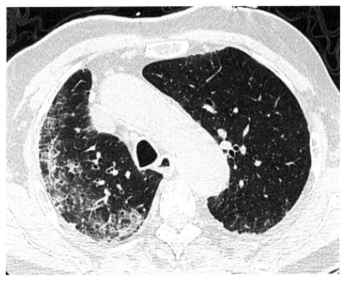

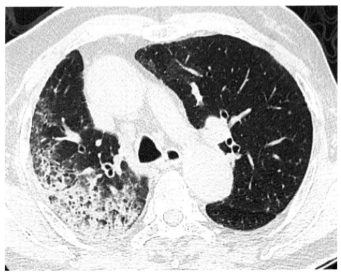

▲ 图 3-38　发病第 37 天复查胸部 CT 图像

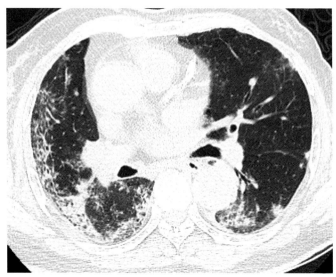

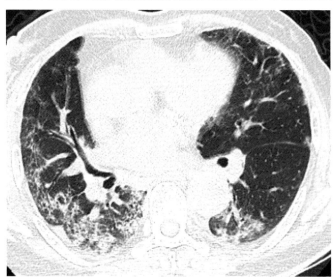

▲ 图 3–38（续） 发病第 37 天复查胸部 CT 图像

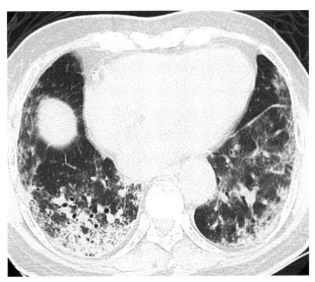

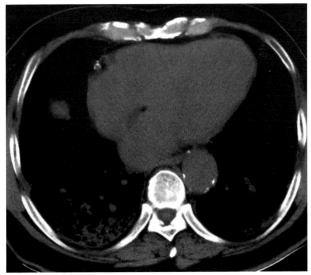

▲ 图 3-38（续）　发病第 37 天复查胸部 CT 图像

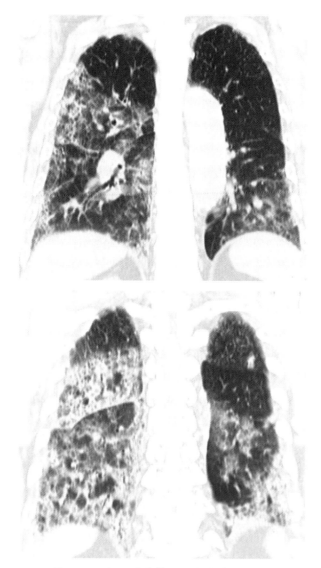

▲ 图 3-38（续） 发病第 37 天复查胸部 CT 图像

复查胸部 CT（发病第 42 天）：双肺病灶范围较前增大，密度较前增高，双肺背侧病灶内可见实变，双侧叶间裂及胸腔背侧新见少量积液。纵隔窗显示心脏体积较前增大，心腔密度较前减低（图 3–39）。

【临床诊疗】

入院后临床诊断："肺部感染、冠心病、冠状动脉支架术后、心肌梗死、高血压 3 级、双小腿肌间静脉血栓形成"，给予高流量给氧（60L/min，FiO_2 0.6）和无创呼吸机辅助通气，抗感染、化痰、降血压、降血脂、调节心律及抗凝等治疗，但患者症状无明显改善。

◆ 病例 15

患者，男，95 岁，发热，咳嗽、咳痰 10 天，最高体温 38.7℃，伴意识丧失 3 天。查体：昏睡状态，心率 100 次 / 分，血压 142mmHg/66mmHg，呼吸 20 次 / 分，血氧饱和度 91.0%，双肺呼吸音粗。既往体健；未接种新型冠状病毒疫苗。

【实验室检查】

血常规及生化（发病第 7 天）：白细胞计数 $6.54×10^9$/L（$4×10^9$～$10×10^9$/L），淋巴细胞计数 $2.48×10^9$/L（$1×10^9$～$3.3×10^9$/L），中性粒细胞计数 $3.53×10^9$/L（$1.8×10^9$～$6.4×10^9$/L）；C 反应蛋白（末梢血）69.20mg/L（0～10mg/L）；降钙素原 0.10ng/ml（0～0.5ng/ml）；血浆 D-二聚体 1.09mg/L（0～0.5mg/L，化学发光法检测）。

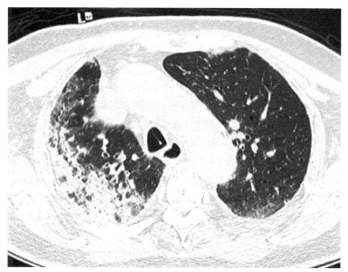

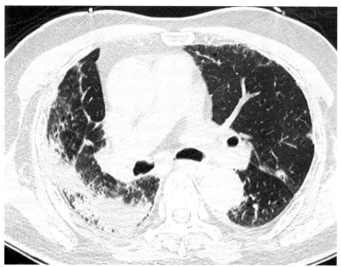

▲ 图 3-39　发病第 42 天复查胸部 CT 图像

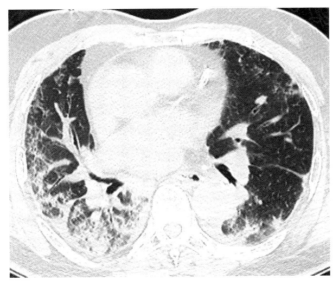

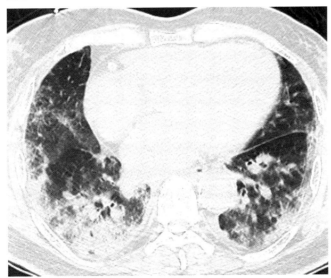

▲ 图 3–39（续）　发病第 42 天复查胸部 CT 图像

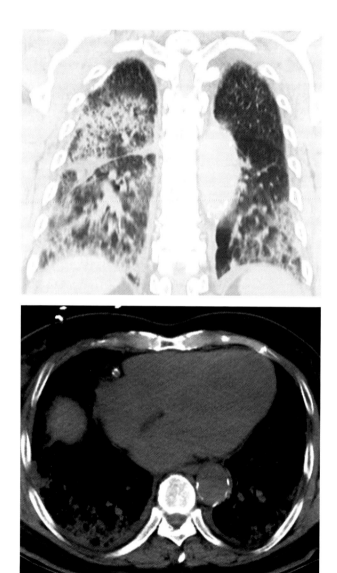

▲ 图 3-39（续） 发病第 42 天复查胸部 CT 图像

血氧饱和度（发病第 7 天）：92.5%。

心肌标志物（发病第 7 天，化学发光法检测）：B型钠尿肽 741.0pg/ml（0～450pg/ml），肌酸激酶同工酶 11.00ng/ml（2～7.2ng/ml），肌红蛋白 771.00ng/ml（23～122ng/ml）。

新型冠状病毒核糖核酸检测（发病第 7 天）：阳性。

血常规及生化（发病第 21 天）：白细胞计数 10.96×10^9/L（4×10^9～10×10^9/L），中性粒细胞计数 8.00×10^9/L（1.8×10^9～6.4×10^9/L），淋巴细胞计数 1.76×10^9/L（1×10^9～3.3×10^9/L）；血浆 D- 二聚体 6.10μg/ml（0.01～0.5μg/ml，化学法检测）。

血常规及生化（发病第 27 天）：白细胞计数 16.14×10^9/L（4×10^9～10×10^9/L），中性粒细胞计数 12.43×10^9/L（1.8×10^9～6.4×10^9/L），淋巴细胞计数 2.31×10^9/L（1×10^9～3.3×10^9/L）；血浆 D- 二聚体 2.16μg/ml（0.01～0.5μg/ml，化学法检测）。

血氧饱和度（发病第 27 天）：90.3%。

心肌标志物（发病第 27 天，电化学发光法检测）：B 型钠尿肽 437.0pg/ml（0～125pg/ml），肌钙蛋白 T 为 36ng/L（15～52ng/L 提示心肌损伤），肌红蛋白 87ng/ml（28～72ng/ml）。

血常规及生化（发病第 35 天）：白细胞计数 8.95×10^9/L（4×10^9～10×10^9/L），中性粒细胞计数 7.67×10^9/L

（$1.8 \times 10^9 \sim 6.4 \times 10^9$/L），淋巴细胞计数 0.66×10^9/L（$1 \times 10^9 \sim$ 3.3×10^9/L）；C 反应蛋白（血清）217mg/L（$0 \sim 8$mg/L）；血浆 D- 二聚体 2.16μg/ml（$0.01 \sim 0.5$μg/ml，化学法检测）。

【影像学表现】

首次胸部 CT（发病第 7 天）：双肺胸膜下多发斑片状磨玻璃影，双肺下叶病灶内可见索条影。纵隔窗显示心脏大小形态可，动脉硬化改变（图 3-40）。

复查胸部 CT（发病第 20 天）：双肺多发斑片影范围较前缩小、密度较前减低，双肺下叶病灶内索条影较前密度减低（图 3-41）。

复查胸部 CT（发病第 30 天）：双肺病灶较前范围稍缩小、密度减低（图 3-42）。

复查胸部 CT（发病第 35 天）：右肺上叶支气管周围新见多发斑片状磨玻璃影，右肺下叶后基底段新见多发实变影，双肺胸膜下斑片影范围较前增大、密度较前增高（图 3-43）。

【临床诊疗】

入院后临床诊断："肺部感染、意识障碍、陈旧性脑梗死、脑萎缩"，给予吸氧、抗感染、化痰、激素等治疗，呼吸道症状逐渐减轻，影像学检查提示病情有所好转，但在治疗 1 个月后病情再次加重。

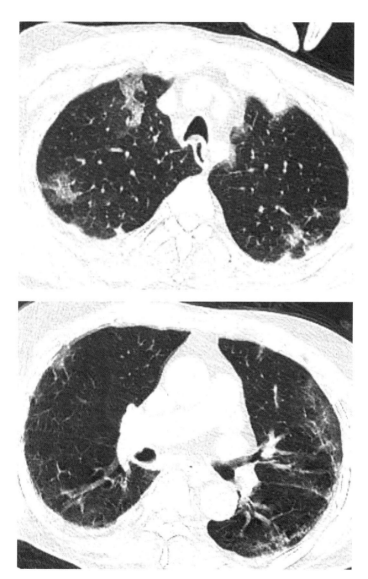

▲ 图 3-40　发病第 7 天首次胸部 CT 图像

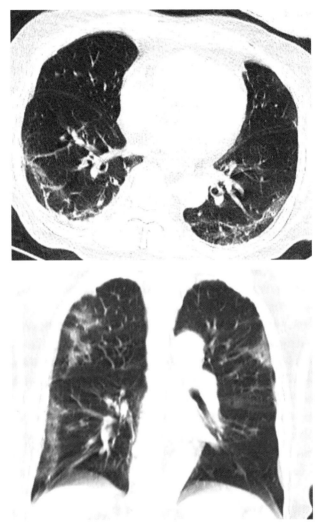

▲ 图 3–40（续） 发病第 7 天首次胸部 CT 图像

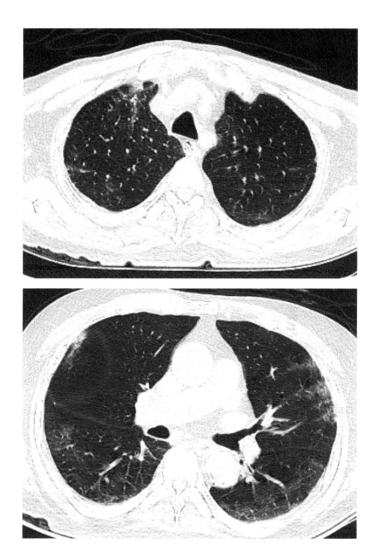

▲ 图 3–41 发病第 20 天复查胸部 CT 图像

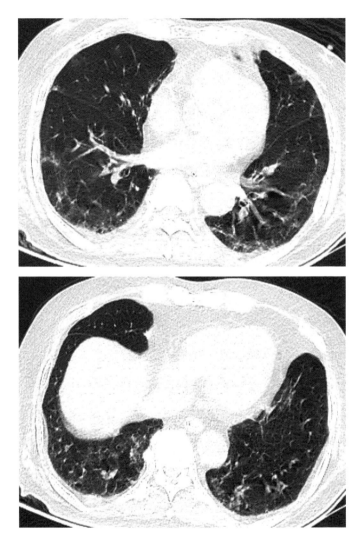

▲ 图 3-41（续） 发病第 20 天复查胸部 CT 图像

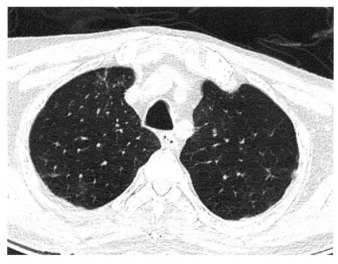

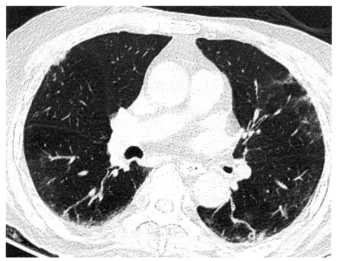

▲ 图 3-42 发病第 30 天复查胸部 CT 图像

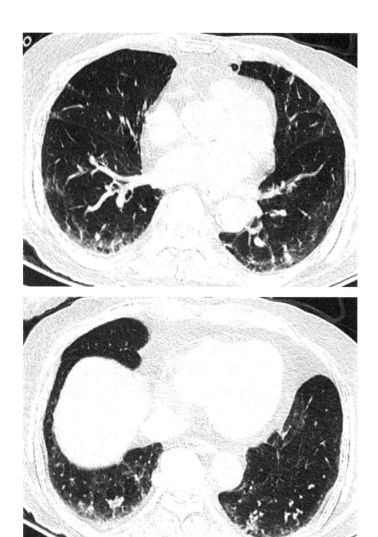

▲ 图 3–42（续） 发病第 30 天复查胸部 CT 图像

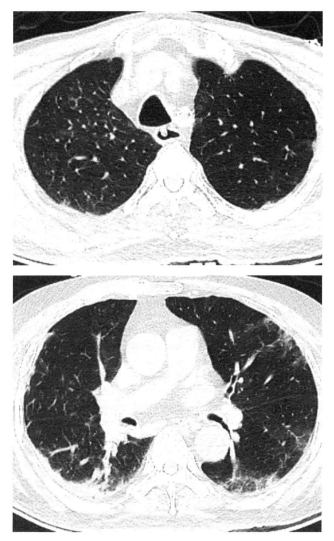

▲ 图 3-43　发病第 35 天复查胸部 CT 图像

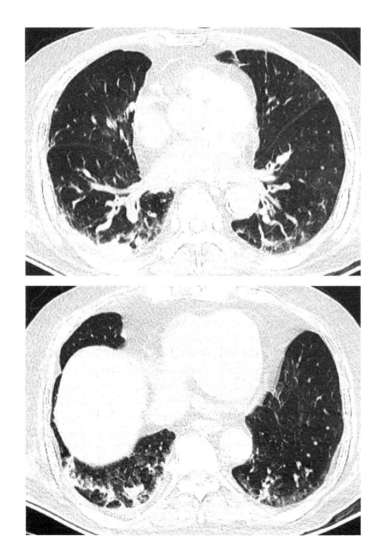

▲ 图 3-43（续） 发病第 35 天复查胸部 CT 图像

◆ 病例 16

患者，女，83 岁，发热，伴憋喘、呕吐 2 天，最高体温 38.4℃。查体：神清，失语，心率 106 次 / 分，血压 120mmHg/ 80mmHg，呼吸 23 次 / 分，血氧饱和度 87.0%，双肺呼吸音 粗；右侧肢体肌力 0 级。既往史：陈旧脑出血 3 年，骨盆 陈旧骨折，卧床 3 年；未接种新型冠状病毒疫苗。

【实验室检查】

血常规（发病第 2 天）：白细胞计数 5.25×10^9/L （$4 \times 10^9 \sim 10 \times 10^9$/L），淋巴细胞计数 0.51×10^9/L（$1 \times 10^9 \sim 3.3 \times 10^9$/L），中性粒细胞计数 4.21×10^9/L（$1.8 \times 10^9 \sim 6.4 \times 10^9$/L），血小板计数 86×10^9/L（$100 \times 10^9 \sim 300 \times 10^9$/L）。

血常规及生化（发病第 13 天）：白细胞计数 2.45×10^9/L（$4 \times 10^9 \sim 10 \times 10^9$/L），淋巴细胞计数 0.45×10^9/L （$1 \times 10^9 \sim 3.3 \times 10^9$/L），中性粒细胞计数 1.79×10^9/L （$1.8 \times 10^9 \sim 6.4 \times 10^9$/L），血小板计数 37×10^9/L（$100 \times 10^9 \sim 300 \times 10^9$/L）；C 反应蛋白（末梢血）51.00mg/L （$0 \sim 10$mg/L）；血浆 D- 二聚体 4.59mg/L（$0 \sim 0.5$mg/L， 化学发光法检测）。

血氧饱和度（发病第 13 天）：90.1%。

新型冠状病毒核糖核酸检测（发病第 13 天）：阳性。

血常规及生化（发病第 27 天）：白细胞计数 4.06×10^9/L（$4 \times 10^9 \sim 10 \times 10^9$/L），淋巴细胞计数 0.87×10^9/L （$1 \times 10^9 \sim 3.3 \times 10^9$/L），中性粒细胞计数 2.80×10^9/L（$1.8 \times$

10^9～$6.4×10^9$/L）；白细胞介素 6 为 29.95pg/ml（＜7.0 pg/ml）；降钙素原 0.05ng/ml（＜0.05ng/ml）；血浆 D-二聚体 2.55μg/ml（0.01～0.5μg/ml，化学法检测）；白蛋白 31.26g/L（35～55g/L，溴甲酚绿法）。

心肌标志物（发病第 27 天，电化学发光法检测）：B 型钠尿肽 258.0pg/ml（0～125pg/ml），肌钙蛋白 T 为 18ng/L（15～52ng/L 提示心肌损伤）。

血常规及生化（发病第 37 天）：白细胞计数 4.65×10^9/L（4×10^9～10×10^9/L），淋巴细胞计数 1.13×10^9/L（1×10^9～3.3×10^9/L），中性粒细胞计数 2.85×10^9/L（1.8×10^9～6.4×10^9/L）；C 反应蛋白（末梢血）5mg/L（0～10 mg/L）；白细胞介素 6 为 21.54pg/ml（＜7.0pg/ml）；降钙素原 0.05ng/ml（＜0.05ng/ml）；血浆 D-二聚体 2.44μg/ml（0.01～0.5μg/ml，化学法检测）；白蛋白 29.88g/L（35～55g/L，溴甲酚绿法）。

心肌标志物（发病第 37 天，电化学发光法检测）：B 型钠尿肽 174.0pg/ml（0～125pg/ml），肌钙蛋白 10ng/L（0～14ng/L）。

【影像学表现】

首次胸部 CT（发病第 3 天）：右肺上叶后段可见条状密度增高影伴钙化灶，右肺下叶胸膜下可见肺大疱，左肺上叶下舌段见条状高密度影，双肺背侧胸膜下可见少许坠积改变；纵隔窗显示心脏增大，动脉硬化，左侧胸腔少量积液（图 3-44）。

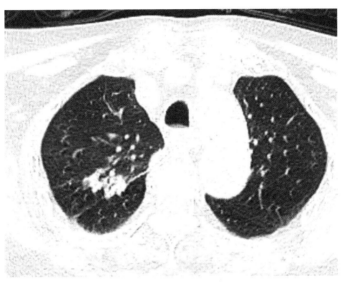

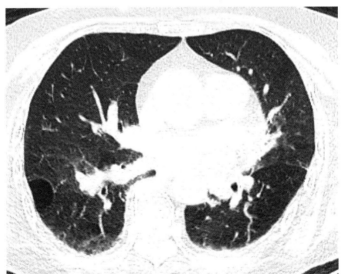

▲ 图 3-44　发病第 3 天首次胸部 CT 图像

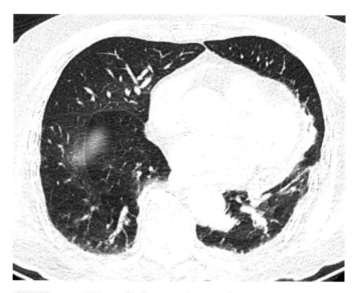

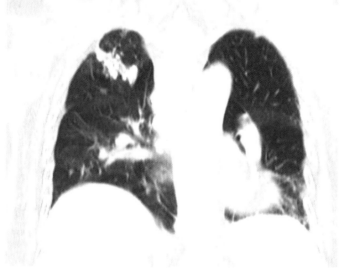

▲ 图 3-44（续） 发病第 3 天首次胸部 CT 图像

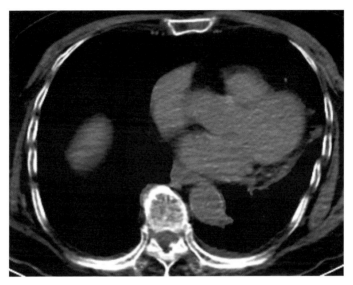

▲ 图 3-44（续） 发病第 3 天首次胸部 CT 图像

复查胸部 CT（发病第 13 天）：双肺支气管周围新见多发斑片状密度增高影，边缘模糊。纵隔窗显示左侧胸腔少量积液（图 3-45）。

复查胸部 CT（发病第 27 天）：原双肺支气管周围病灶较前范围增大、密度增高，双肺上叶胸膜下新见多发斑片状磨玻璃影及实变影。纵隔窗显示双侧胸腔积液较前增多（图 3-46）。

复查胸部 CT（发病第 37 天）：双肺病灶较前范围缩小、密度减低，部分病灶内可见索条影。纵隔窗显示双侧胸腔积液较前减少（图 3-47）。

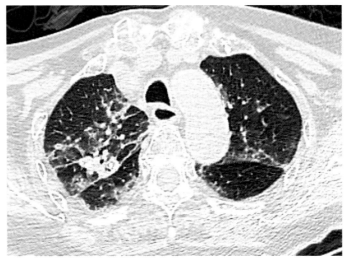

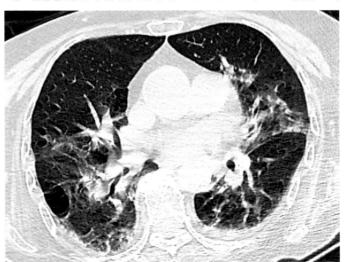

▲ 图 3-45　发病第 13 天复查胸部 CT 图像

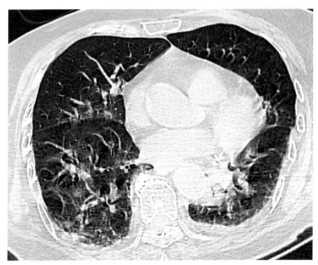

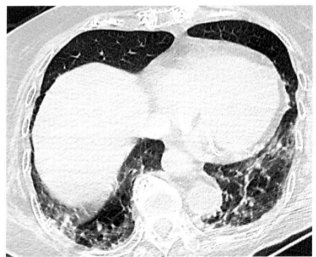

▲ 图 3-45（续）　发病第 13 天复查胸部 CT 图像

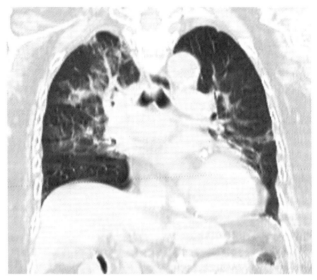

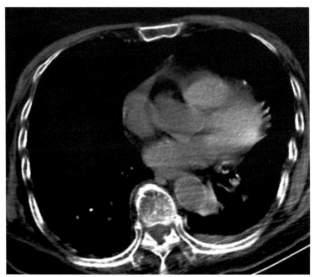

▲ 图 3-45（续） 发病第 13 天复查胸部 CT 图像

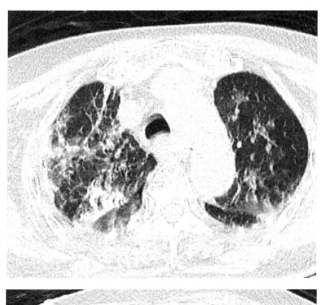

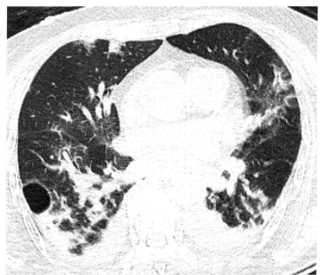

▲ 图 3–46　发病第 27 天复查胸部 CT

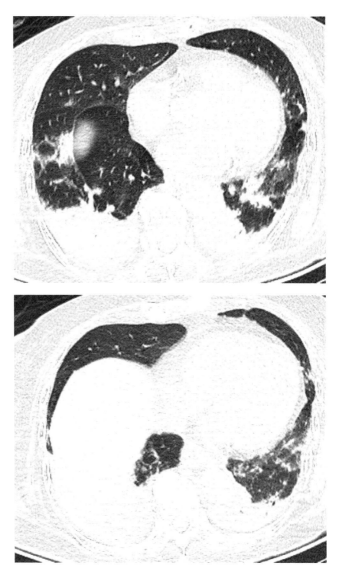

▲ 图 3-46（续） 发病第 27 天复查胸部 CT

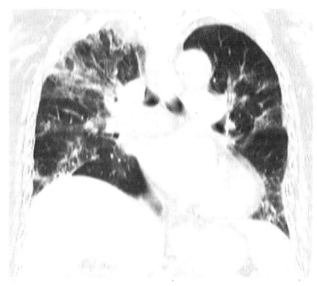

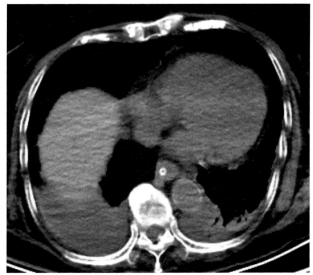

▲ 图 3-46（续） 发病第 27 天复查胸部 CT

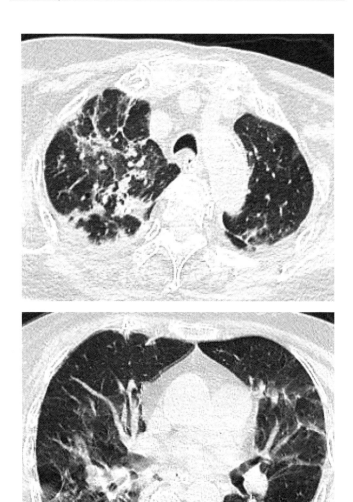

▲ 图 3-47　发病第 37 天复查胸部 CT 图像

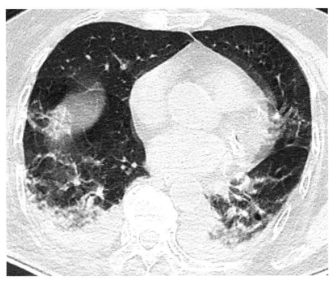

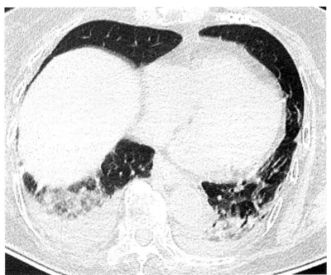

▲ 图 3-47（续） 发病第 37 天复查胸部 CT 图像

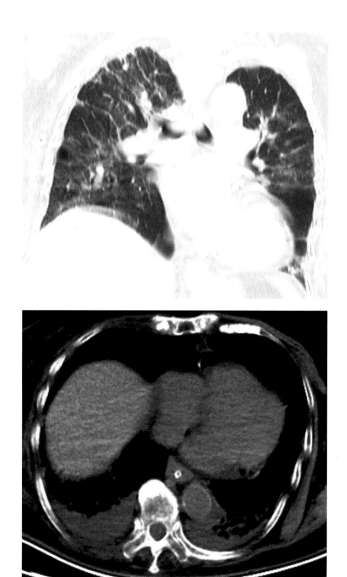

▲ 图 3-47（续） 发病第 37 天复查胸部 CT 图像

【临床诊疗】

入院后临床诊断："肺部感染、陈旧脑出血、骨盆陈旧骨折"，给予高流量氧疗、抗感染、化痰、补液、补充血小板、白蛋白等治疗后，患者呼吸道症状无缓解，胸部 CT 显示病变进展。加用阿兹夫定抗病毒治疗，患者胸闷气短较前好转，病情平稳后出院。

◆ **病例 17**

患者，女，85 岁，发热伴左下肢肿胀 1 天，最高体温 39℃。查体：昏睡状态，心率 106 次 / 分，血压 120mmHg/80mmHg，呼吸 23 次 / 分，双肺呼吸音粗，左下肢凹陷性肿胀，皮温正常。既往史：高血压 30 余年，帕金森病 8 年，糖尿病多年，陈旧脑出血，卧床鼻饲 3 年；未接种新型冠状病毒疫苗。

【实验室检查】

血常规及生化（发病第 2 天）：白细胞计数 5.56×10^9/L（$4 \times 10^9 \sim 10 \times 10^9$/L），淋巴细胞计数 0.66×10^9/L（$1 \times 10^9 \sim 3.3 \times 10^9$/L），中性粒细胞计数 4.76×10^9/L（$1.8 \times 10^9 \sim 6.4 \times 10^9$/L）；血浆 D- 二聚体 2.24μg/ml（$0.01 \sim 0.5$μg/ml，化学发光法检测）；白蛋白 27.14g/L（$35 \sim 55$g/L，溴甲酚绿法）。

心肌标志物（发病第 2 天，电化学发光法检测）：B 型钠尿肽 379.0pg/ml（$0 \sim 125$pg/ml）。

血常规及生化（发病第 10 天）：白细胞计数 $5.19 \times 10^9/L$（$4 \times 10^9 \sim 10 \times 10^9/L$），淋巴细胞计数 $0.35 \times 10^9/L$（$1 \times 10^9 \sim 3.3 \times 10^9/L$），中性粒细胞计数 $4.77 \times 10^9/L$（$1.8 \times 10^9 \sim 6.4 \times 10^9/L$）；C 反应蛋白（末梢血）143.00mg/L（$0 \sim 10$mg/L）；白细胞介素 6 为 49.98pg/ml（<7.0pg/ml）；降钙素原 0.09ng/ml（<0.05ng/ml）；血浆 D - 二聚体 1.21μg/ml（$0.01 \sim 0.5$μg/ml，化学法检测）；新型冠状病毒核糖核酸检测阳性。

血常规及生化检查（发病第 17 天）：C 反应蛋白（末梢血）8.00mg/L（$0 \sim 10$mg/L）；白细胞介素 6 为 4.76pg/ml（<7.0pg/ml）；降钙素原 0.07ng/ml（<0.05ng/ml）；新型冠状病毒核糖核酸检测阴性。

血常规及生化（发病第 29 天）：白细胞计数 $7.67 \times 10^9/L$（$4 \times 10^9 \sim 10 \times 10^9/L$），淋巴细胞计数 $1.03 \times 10^9/L$（$1 \times 10^9 \sim 3.3 \times 10^9/L$），中性粒细胞计数 $5.74 \times 10^9/L$（$1.8 \times 10^9 \sim 6.4 \times 10^9/L$）。

【影像学表现】

首次胸部 CT（发病第 3 天）：双肺支气管血管束增粗，周围可见多发大片状磨玻璃影、实变影，其中右肺上叶尖段胸膜下实变影内可见小空洞；右侧叶间裂增宽，可见液体密度影。纵隔窗显示左心增大，动脉硬化，双侧胸腔积液，纵隔内可见肿大淋巴结（图 3-48）。

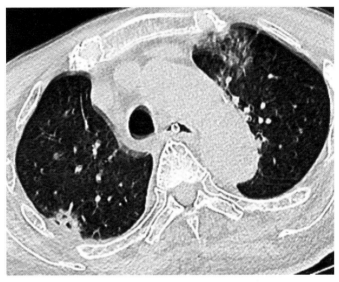

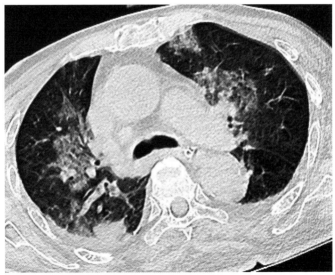

▲ 图 3-48　发病第 3 天首次胸部 CT 图像

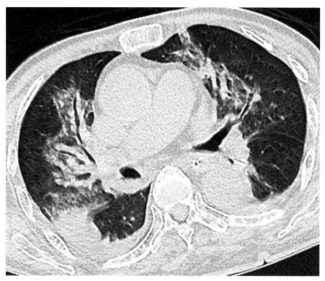

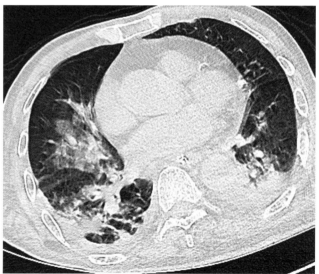

▲ 图 3-48（续） 发病第 3 天首次胸部 CT 图像

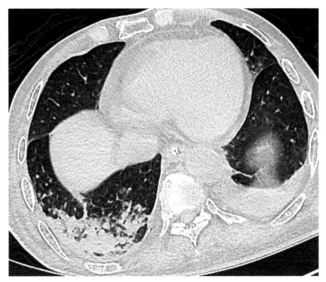

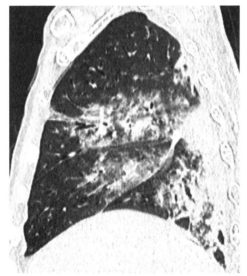

▲ 图 3-48（续）　发病第 3 天首次胸部 CT 图像

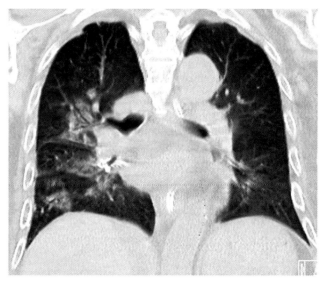

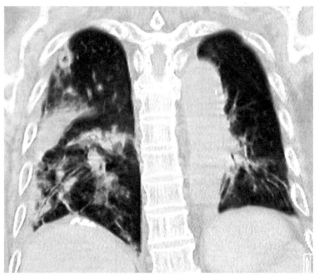

▲ 图 3-48（续） 发病第 3 天首次胸部 CT 图像

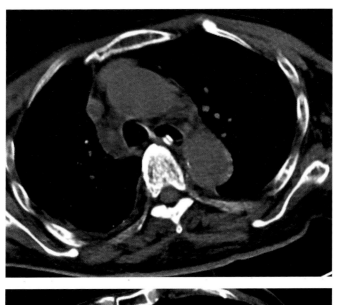

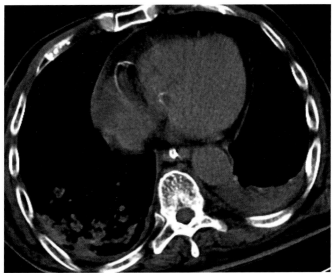

▲ 图 3-48（续）　发病第 3 天首次胸部 CT 图像

复查胸部 CT（发病第 10 天）：双肺上叶、右肺中叶支气管周围密度增高影、磨玻璃影较前范围增大、密度增高，右肺尖胸膜下病灶内空洞较前缩小；双肺下叶斑片影范围较前缩小，双肺下叶膨胀不全。纵隔窗显示双侧胸腔积液较前增多，纵隔肿大淋巴结无变化（图 3-49）。

复查胸部 CT（发病第 18 天）：双肺支气管周围病灶较前范围明显缩小、密度减低，右肺上叶尖段胸膜下结节影较前缩小，其内小空洞较前清晰。纵隔窗显示右侧叶间裂、双侧胸腔积液吸收，纵隔肿大淋巴结消失（图 3-50）。

复查胸部 CT（发病第 30 天）：双肺病灶较前进一步范围缩小、密度减低，右肺上叶尖段结节影较前缩小，未见空洞（图 3-51）。

【临床诊疗】

患者入院后呈昏睡状态，持续高热，临床诊断："肺部感染、陈旧性脑出血、高血压、糖尿病、帕金森病、阿尔茨海默病"，给予高流量湿化仪吸氧，美罗培南 + 利奈唑胺抗感染治疗，化痰，补液，肠内营养，白蛋白输注等治疗。治疗 1 周后，复查 CT 提示病变进展，改用头孢他啶抗感染，患者病情好转后出院。

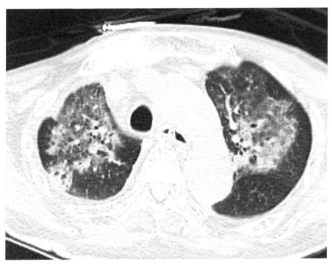

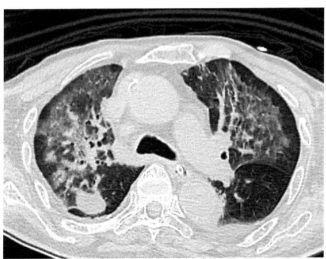

▲ 图 3-49　发病第 10 天复查胸部 CT 图像

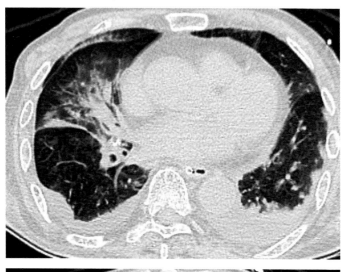

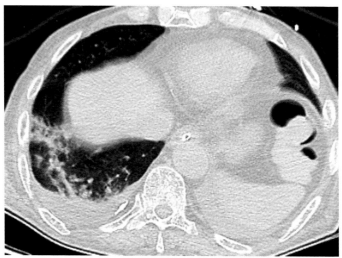

▲ 图 3-49（续） 发病第 10 天复查胸部 CT 图像

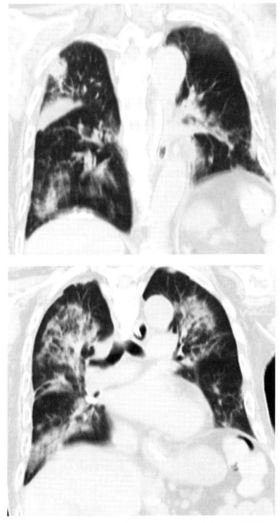

▲ 图 3-49（续）　发病第 10 天复查胸部 CT 图像

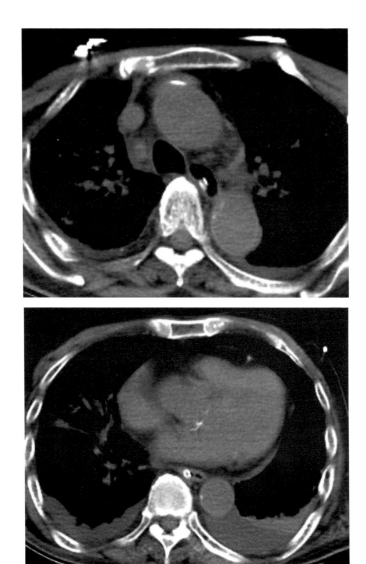

▲ 图 3-49（续） 发病第 10 天复查胸部 CT 图像

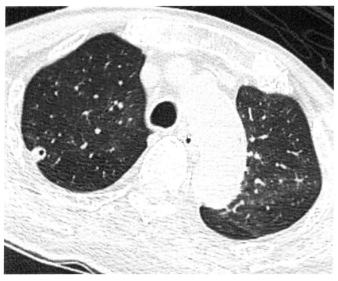

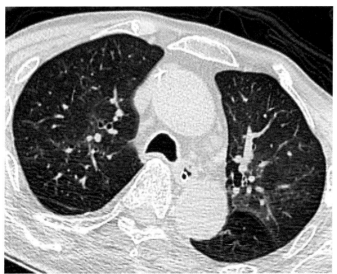

▲ 图 3-50　发病第 18 天复查胸部 CT 图像

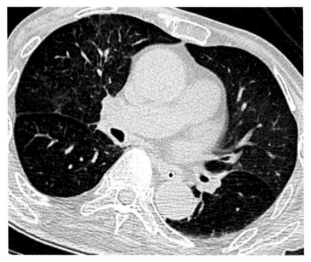

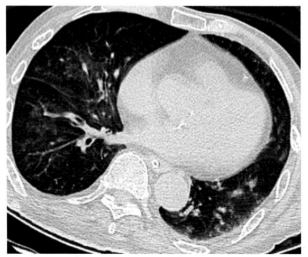

▲ 图 3-50（续） 发病第 18 天复查胸部 CT 图像

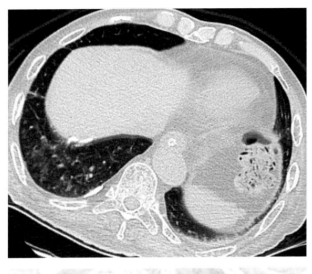

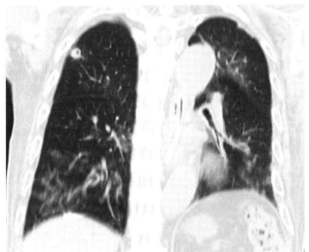

▲ 图 3-50（续）　发病第 18 天复查胸部 CT 图像

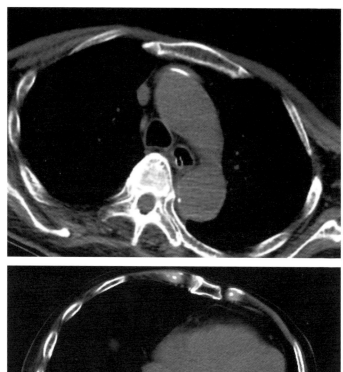

▲ 图 3–50（续） 发病第 18 天复查胸部 CT 图像

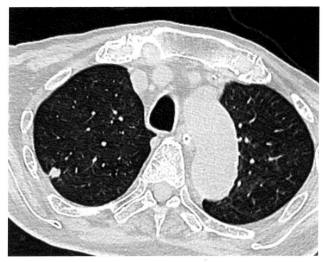

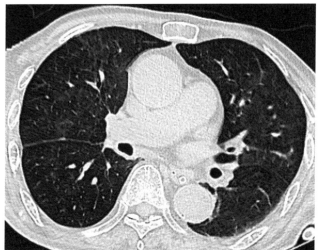

▲ 图 3–51　发病第 30 天复查胸部 CT 图像

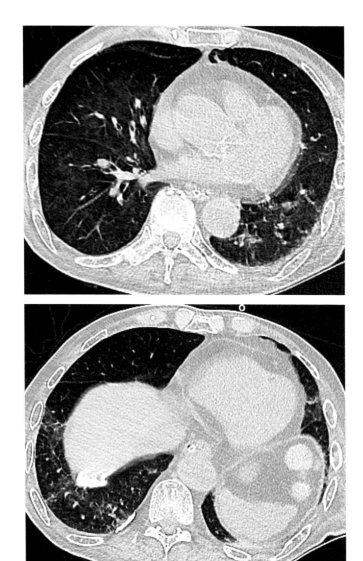

▲ 图 3-51（续） 发病第 30 天复查胸部 CT 图像

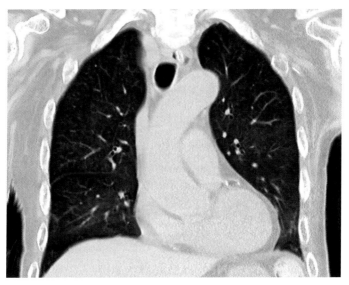

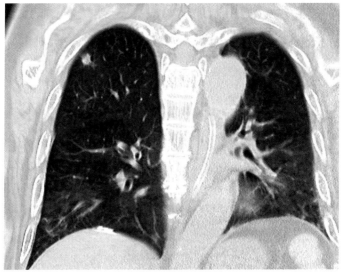

▲ 图 3–51（续）　发病第 30 天复查胸部 CT 图像

◆ **病例 18**

患者，女，87 岁，发热，伴咳嗽、咳痰、喘息、恶心、呕吐、食欲缺乏、乏力 6 天，最高体温 39℃。咳嗽以白天为重，单声串咳为主，痰为黄黏痰，量不多，可咳出。呕吐为水样物质，量不多。查体：神清，精神差，双肺呼吸音粗，未闻及干湿啰音，脉搏 94 次 / 分。既往史：支气管扩张 3 年，胸椎压缩性骨折术后 3 年，2 年前曾患肺结核（已治愈）；未接种新型冠状病毒疫苗。

【实验室检查】

血常规及生化（发病第 6 天）：白细胞计数 6.37×10⁹/L（4×10⁹～10×10⁹/L），淋巴细胞计数 0.59×10⁹/L（1×10⁹～3.3×10⁹/L），中性粒细胞计数 5.22×10⁹/L（1.8×10⁹～6.4×10⁹/L）；C 反应蛋白（血清）17mg/L（0～8mg/L）；降钙素原 0.03ng/ml（<0.05ng/ml）；血浆 D-二聚体 1.19mg/L（0.01～0.5mg/L，化学法检测）；白蛋白 29.82g/L（35～55g/L，溴甲酚绿法）；球蛋白 30.54g/L（25～35g/L）；白蛋白 / 球蛋白比值 0.98（1.5～2.5）。

新型冠状病毒抗原检测（发病第 6 天）：阳性。

血常规及生化（发病第 14 天）：白细胞计数 8.04×10⁹/L（4×10⁹～10×10⁹/L），淋巴细胞计数 1.1×10⁹/L（1×10⁹～3.3×10⁹/L），中性粒细胞计数 6.14×10⁹/L（1.8×10⁹～6.4×10⁹/L）；C 反应蛋白（血清）102mg/L（0～8mg/L）；白细胞介素 6 为 100.3pg/ml（<7.0pg/ml）；

降钙素原 0.08ng/ml（＜0.05ng/ml）；血浆 D- 二聚体 7.01mg/L（0.01～0.5mg/L，化学法检测）。

血氧饱和度（发病第 14 天）：90.0%。

血常规及生化（发病第 28 天）：白细胞计数 5.8× 10^9/L（4× 10^9 ～10× 10^9/L），淋巴细胞计数 1.64× 10^9/L（1× 10^9 ～3.3× 10^9/L），中性粒细胞计数 3.25× 10^9/L（1.8× 10^9 ～6.4× 10^9/L）；C 反应蛋白（血清）7mg/L（0～8mg/L）；白细胞介素 6 为 2.3pg/ml（＜7.0pg/ml）；降钙素原 0.11ng/ml（＜0.05ng/ml）；血浆 D- 二聚体 7.01mg/L（0.01～0.5mg/L，化学法检测）。

【影像学表现】

新型冠状病毒感染 16 个月前胸部 CT：双肺支气管管腔增宽，管壁稍增厚，可见"轨道征"及"印戒征"，影像诊断为双肺支气管扩张（图 3-52）。

新型冠状病毒感染后首次胸部 CT（发病第 6 天）：右肺上叶见小片状实变影，双肺下叶胸膜下散在斑片状磨玻璃影，边缘模糊，其内可见小叶间隔增厚（图 3-53）。

复查胸部 CT（发病第 16 天）：双肺胸膜下、支气管周围多发大片模糊影、实变影，病变范围较前明显增多、增大，局部密度增高，其内可见小叶间隔增厚、充气支气管征。病变周围支气管血管束明显增粗，支气管管壁增厚（图 3-54）。

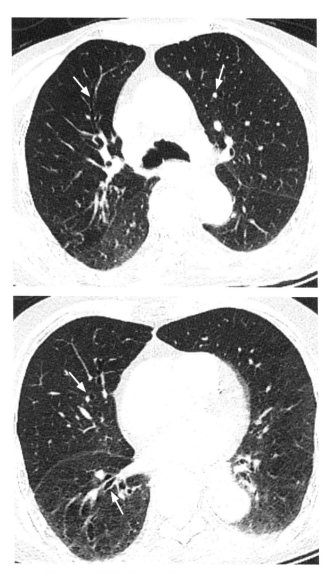

▲ 图 3-52　新型冠状病毒感染 16 个月前胸部 CT 图像

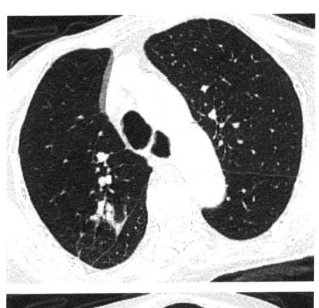

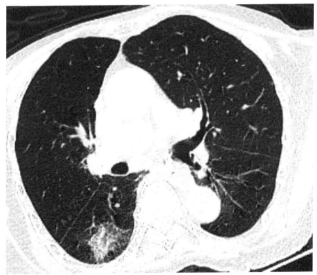

▲ 图 3-53　新型冠状病毒感染发病第 6 天首次胸部 CT 图像

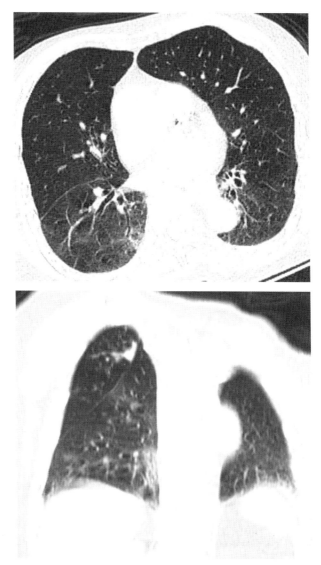

▲ 图 3-53（续） 新型冠状病毒感染发病第 6 天首次胸部 CT 图像

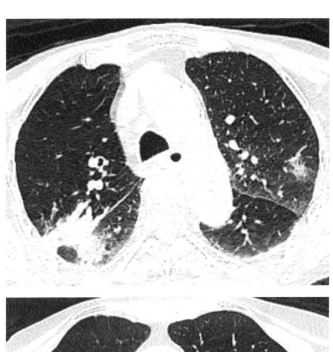

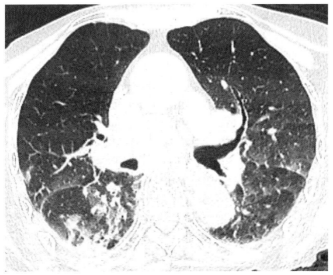

▲ 图 3-54　新型冠状病毒感染发病第 16 天复查胸部 CT 图像

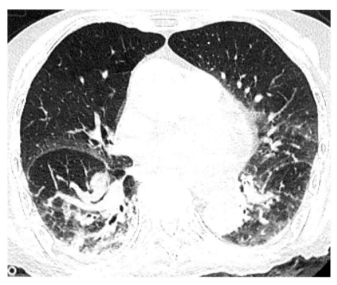

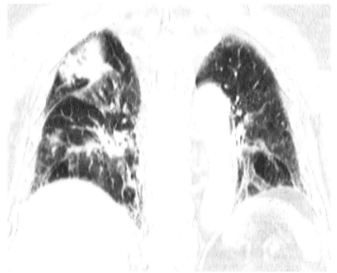

▲ 图 3-54（续） 新型冠状病毒感染发病第 16 天复查胸部 CT 图像

复查胸部 CT（发病第 28 天）：双肺病灶较前范围缩小、密度减低，病灶内小叶内间质增粗较前减轻（图 3-55）。

【临床诊疗】

入院后临床诊断："双肺感染、支气管扩张、间质性纤维化"，给予头孢曲松抗感染，氨溴索化痰，补液、营养支持等对症支持治疗，奈玛特韦片 / 利托那韦片抗病毒治疗。治疗后患者仍间断发热、咳嗽、咳痰，痰液不易咳出；升级抗生素为舒普深抗感染后，患者呼吸道症状好转，病情平稳后出院。

◆ 病例 19

患者，男，89 岁，慢性咳嗽、咳痰，伴胸闷、气短 10 年，加重 1 个月余。患者 10 年前无明显诱因出现咳嗽咳痰伴活动后胸闷气短，每年入冬后加重，无咯血，无胸痛；于我院就诊，诊断为"慢性阻塞性肺疾病、肺气肿、肺大疱"，给予止咳化痰药物治疗。1 个月余前，患者咳嗽、咳痰症状加重，轻微活动后胸闷、气短。痰液呈白色，痰量多。本次就诊前患者自测新型冠状病毒抗原阳性。查体：神清，精神差，双肺呼吸音粗，双下肺可闻及少许湿啰音。既往史：慢性阻塞性肺疾病、高血压、糖尿病病史 10 年；未接种新型冠状病毒疫苗。

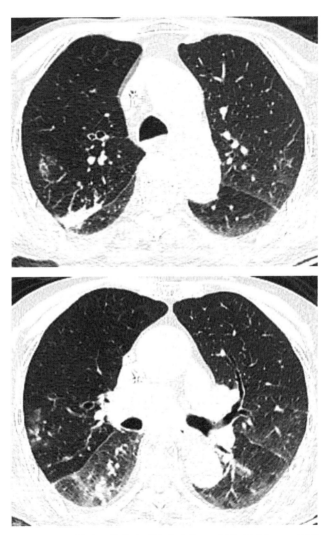

▲ 图 3-55　新型冠状病毒感染发病第 **28** 天复查胸部 CT 图像

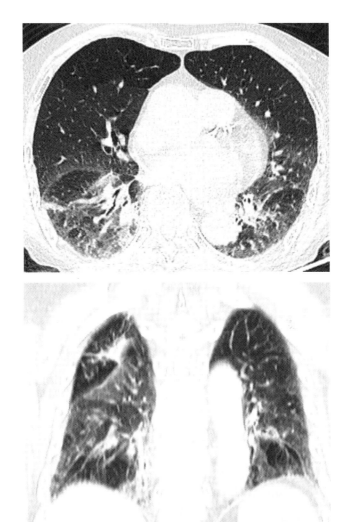

▲ 图 3–55（续）　新型冠状病毒感染发病第 28 天复查胸部 CT 图像

【实验室检查】

血常规及生化（发病第 30 天）：白细胞计数 7.8×
10^9/L（4×10^9～10×10^9/L），淋巴细胞计数 0.81×10^9/L
（1×10^9～3.3×10^9/L），中性粒细胞计数 5.8×10^9/L（1.8×
10^9～6.4×10^9/L）;C 反应蛋白（血清）50.1mg/L（0～8mg/L）；
血浆 D- 二聚体 0.22mg/L（0.01～0.5mg/L，化学法检测）。

心肌标志物（发病第 30 天，化学发光法检测）：B
型钠尿肽 956.0pg/ml（0～450pg/ml）。

血氧饱和度（发病第 30 天）：90.2%。

血常规及生化（发病第 50 天）：白细胞计数 14.64×
10^9/L（4×10^9～10×10^9/L），淋巴细胞计数 0.78×10^9/L
（1×10^9～3.3×10^9/L），中性粒细胞计数 12.81×10^9/L
（1.8×10^9～6.4×10^9/L）；C 反应蛋白（血清）36mg/L（0～
8mg/L）；白细胞介素 6 为 30.38pg/ml（<7.0pg/ml）；降
钙素原 0.42ng/ml（<0.05ng/ml）；血浆 D- 二聚体 5.08mg/L
（0.01～0.5mg/L，化学法检测）。

【影像学表现】

首次胸部 CT（发病第 30 天）：双肺支气管血管束增
粗、紊乱，双肺见多发囊状透亮影。双肺上叶见斑片影、
条索影及斑点状钙化灶。双肺部分小叶间隔增厚，呈小
网格状，以右肺下叶基底段为著。双肺部分支气管管壁
增厚，管腔变窄。双侧胸膜增厚伴钙化。双肺门及纵隔
内淋巴结钙化（图 3-56）。

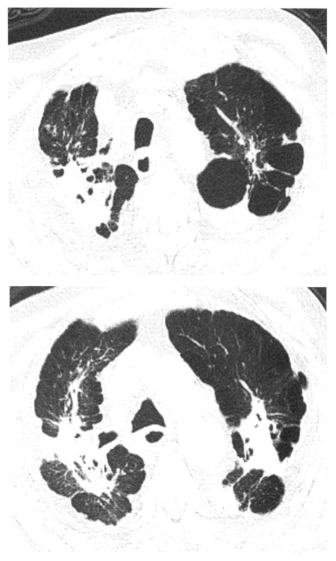

▲ 图 3-56　发病第 30 天首次胸部 CT 图像

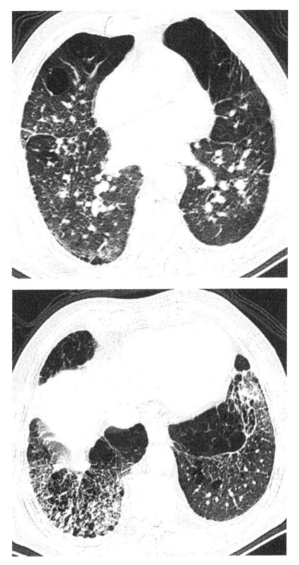

▲ 图 3-56（续）　发病第 30 天首次胸部 CT 图像

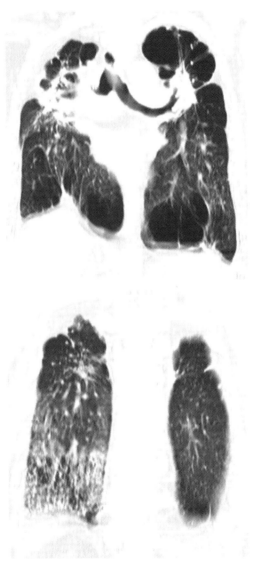

▲ 图 3–56（续）　发病第 30 天首次胸部 CT 图像

复查胸部 CT（发病第 50 天）：双肺下叶片状密度增高影较前范围扩大，密度较前增高。双肺上叶见斑片影、条索影及斑点状钙化灶同前。右侧胸腔内可见少量液体密度影（图 3-57）。

【临床诊疗】

临床诊断："新型冠状病毒感染、慢性阻塞性肺疾病伴感染、肺气肿、肺大疱、急性冠状动脉综合征"，给予头孢哌酮抗感染，多索茶碱平喘，氧气雾化吸入，呼吸兴奋治疗，硝酸异山梨酯扩冠，克赛皮下注射抗凝，甲强龙抗炎等治疗。治疗过程中，患者一般情况及心功能逐步恶化，经抢救无效死亡。

◆ 病例 20

患者，男，87 岁，咳嗽、咳痰、发热，伴胸闷、气促 1 周，最高体温 38.9℃。查体：神清，精神差，双肺叩诊过清音，语音传导减弱，双肺呼吸音粗，可闻及湿啰音。既往史：慢性支气管炎、间质性肺炎，高血压病史 40 年；规律接种 3 针新型冠状病毒疫苗。

【实验室检查】

血常规及生化（发病第 7 天）：白细胞计数 7.55×10^9/L（$4 \times 10^9 \sim 10 \times 10^9$/L），淋巴细胞计数 1.9×10^9/L（$1 \times 10^9 \sim 3.3 \times 10^9$/L），中性粒细胞计数 4.99×10^9/L（$1.8 \times 10^9 \sim 6.4 \times 10^9$/L）;C 反应蛋白（血清）79.1mg/L（$0 \sim 8$mg/L）;血浆 D- 二聚体 0.48mg/L（$0.01 \sim 0.5$mg/L，化学法检测）。

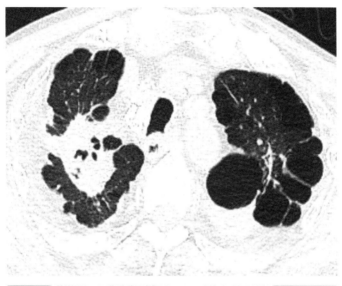

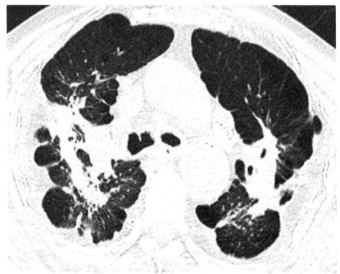

▲ 图 3-57　发病第 50 天复查胸部 CT 图像

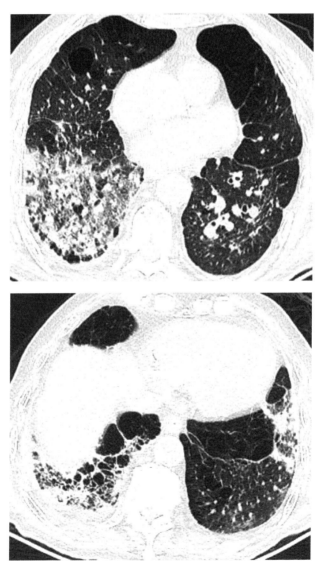

▲ 图 3–57（续） 发病第 50 天复查胸部 CT 图像

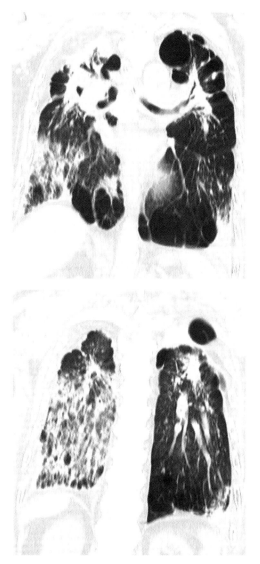

▲ 图 3-57（续）　发病第 50 天复查胸部 CT 图像

血氧饱和度（发病第 7 天）：82.5%。

新型冠状病毒核酸检测（发病第 7 天）：阳性。

血常规及生化（发病第 14 天）：白细胞计数 6.94×10^9/L（$4 \times 10^9 \sim 10 \times 10^9$/L），淋巴细胞计数 1.31×10^9/L（$1 \times 10^9 \sim 3.3 \times 10^9$/L），中性粒细胞计数 5.1×10^9/L（$1.8 \times 10^9 \sim 6.4 \times 10^9$/L）；超敏 C 反应蛋白（血清）4.86mg/L（0～3mg/L）；血浆 D- 二聚体 2.54mg/L（0.01～0.5mg/L，化学法检测）。

血常规及生化（发病第 20 天）：白细胞计数 7.8×10^9/L（$4 \times 10^9 \sim 10 \times 10^9$/L），淋巴细胞计数 1.66×10^9/L（$1 \times 10^9 \sim 3.3 \times 10^9$/L），中性粒细胞计数 5.39×10^9/L（$1.8 \times 10^9 \sim 6.4 \times 10^9$/L）；超敏 C 反应蛋白（血清）1.35mg/L（0～3mg/L）；降钙素原 0.04ng/ml（<0.05ng/ml）；血浆 D- 二聚体 0.67mg/L（0.01～0.5mg/L，化学法检测）。

【影像学表现】

首次胸部 CT（发病第 7 天）：双肺胸膜下可见斑片状磨玻璃影，以下叶为著，边缘模糊，其内可见小叶间隔增厚、充气支气管征（图 3-58）。

复查胸部 CT（发病第 14 天）：双肺仍见多发斑片状磨玻璃影及实变影，较前范围缩小、密度减低，部分小叶间隔仍增厚，局部呈蜂窝状改变（图 3-59）。

复查胸部 CT（发病第 20 天）：双肺病灶较前范围缩小、密度减低，病灶内小叶内间质增粗较前减轻（图 3-60）。

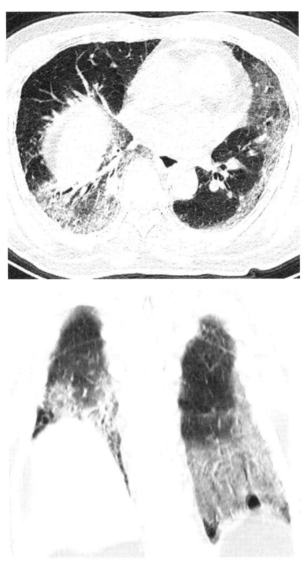

▲ 图 3-58　发病第 7 天首次胸部 CT 图像

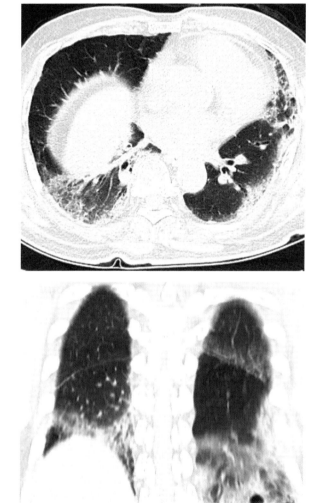

▲ 图 3-59　发病第 14 天复查胸部 CT 图像

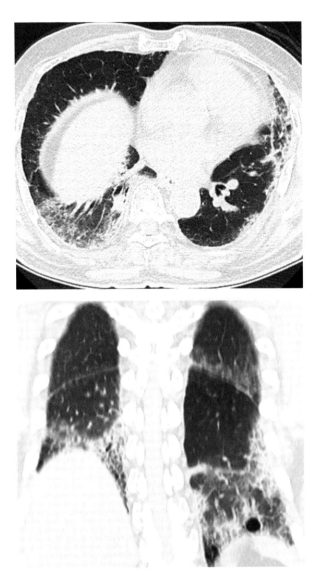

▲ 图 3–60　发病第 20 天复查胸部 CT 图像

【临床诊疗】

入院后临床诊断："新型冠状病毒感染、慢性支气管炎、间质性肺炎"，给予舒普深抗感染，甲强龙抗炎，多索茶碱平喘，氨溴索及雾化祛痰治疗，低分子肝素抗凝治疗，同时加用阿兹夫定抗病毒治疗。经治疗后患者血氧饱和度 93.0%，血炎性指标正常，胸部 CT 提示病情较前好转，复查新型冠状病毒核酸检测呈阴性，随后患者出院。

◆ 病例 21

患者，男，74 岁，发热 3 天，伴咳嗽咳痰，伴胸闷憋气 1 天，最高体温 39.7℃。自测新型冠状病毒抗原检测阳性。查体：神清，精神差，脉搏 121 次/分，双肺呼吸音粗，未闻及干湿啰音。既往史：肺癌术后 12 年；未接种新型冠状病毒疫苗。

【实验室检查】

血常规及生化（发病第 3 天）：白细胞计数 6.82×10^9/L（$4 \times 10^9 \sim 10 \times 10^9$/L），淋巴细胞计数 0.56×10^9/L（$1 \times 10^9 \sim 3.3 \times 10^9$/L），中性粒细胞计数 5.86×10^9/L（$1.8 \times 10^9 \sim 6.4 \times 10^9$/L）;C 反应蛋白（血清）50.5mg/L（0～8mg/L）；降钙素原 0.26ng/ml(<0.05ng/ml)；血浆 D- 二聚体 0.43mg/L（0.01～0.5mg/L，化学法检测）；白蛋白 35.3g/L（35～55g/L，溴甲酚绿法）；球蛋白 33.7g/L（25～35g/L）；白

蛋白/球蛋白比值 1.05（1.5～2.5）。

心肌标志物（发病第 3 天，化学发光法检测）：B 型钠尿肽 43.6pg/ml（0～450pg/ml）。

血氧饱和度（发病第 3 天）：89.8%。

【影像学表现】

新型冠状病毒感染 20 个月前胸部 CT：右肺上叶尖段见斑片状密度增高影，内见支气管影走行（图 3-61）。

新型冠状病毒感染后首次胸部 CT（发病第 3 天）：双肺胸膜下弥漫大片状磨玻璃影，边缘模糊，其内可见小叶间隔增厚，局部呈网格状。右肺上叶尖段病变密度增重（图 3-62）。

【临床诊疗】

入院后临床诊断："病毒性肺炎、肺癌术后"，给予赖氨酸阿司匹林解热镇痛，地塞米松磷酸钠抗炎，补液、营养支持等对症治疗。患者转院治疗，16 天后外院 CT 显示"白肺"，病情进展，经抢救无效死亡。

◆ 病例 22

患者，男，91 岁，咯血 6 天，发热、胸闷、喘息、咳嗽 9 天，最高体温 38.5℃。自测新型冠状病毒抗原检测阳性。查体：听力差，几乎无法交流，情绪不佳；双肺呼吸音粗，右肺大量湿啰音。既往史：右肺上叶中叶毁损、肺支气管扩张 3 年；未接种新型冠状病毒疫苗。

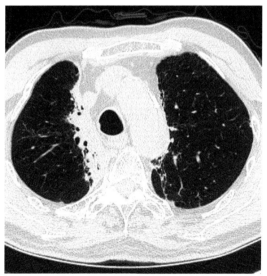

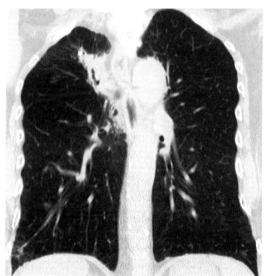

▲ 图 3-61　新型冠状病毒感染 20 个月前胸部 CT 图像

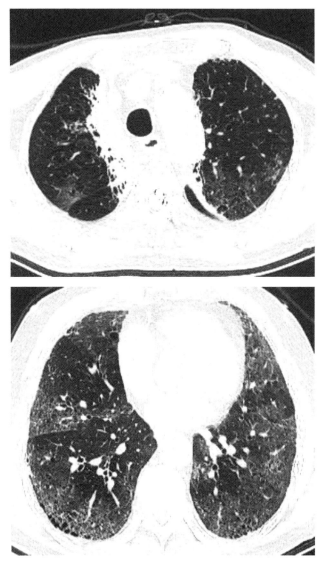

▲ 图 3-62 新型冠状病毒感染后发病第 3 天首次胸部 CT 图像

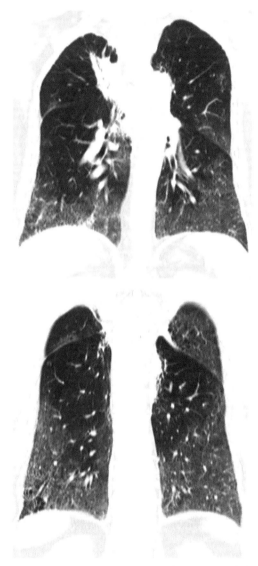

▲ 图 3–62（续） 新型冠状病毒感染后发病第 3 天首次胸部 CT 图像

【实验室检查】

血常规及生化（发病第 9 天）：白细胞计数 7.17×10^9/L（$4 \times 10^9 \sim 10 \times 10^9$/L），淋巴细胞计数 0.62×10^9/L（$1 \times 10^9 \sim 3.3 \times 10^9$/L），中性粒细胞计数 6.09×10^9/L（$1.8 \times 10^9 \sim 6.4 \times 10^9$/L）；C 反应蛋白（血清）85.5mg/L（0～8mg/L）；降钙素原 0.1ng/ml（＜0.05ng/ml）；血浆 D- 二聚体 1.26mg/L（0.01～0.5mg/L，化学法检测）；白蛋白 32.63g/L（35～55g/L，溴甲酚绿法）；球蛋白 53.62g/L（25～35g/L）；白蛋白 / 球蛋白比值 0.61（1.5～2.5）。

心肌标志物（发病第 9 天，化学发光法检测）：B 型钠尿肽 3235.0pg/ml（0～450pg/ml）。

血常规及生化（发病第 31 天）：白细胞计数 20.88×10^9/L（$4 \times 10^9 \sim 10 \times 10^9$/L），淋巴细胞计数 1.44×10^9/L（$1 \times 10^9 \sim 3.3 \times 10^9$/L），中性粒细胞计数 18.94×10^9/L（$1.8 \times 10^9 \sim 6.4 \times 10^9$/L）；C 反应蛋白（血清）193.8mg/L（0～8mg/L）；降钙素原 0.38ng/ml（＜0.05ng/ml）；血浆 D- 二聚体 10mg/L（0.01～0.5mg/L，化学法检测）；白蛋白 20g/L（35～55g/L，溴甲酚绿法）；球蛋白 41.8g/L（25～35g/L）；白蛋白 / 球蛋白比值 0.48（1.5～2.5）。

心肌标志物（发病第 31 天，化学发光法检测）：B 型钠尿肽 4895.0pg/ml（0～450pg/ml）。

【影像学表现】

新型冠状病毒感染 10 天前胸部 CT：右侧胸廓较对侧小。右肺上叶、中叶正常结构消失，可见大片状实变，其内多发空洞并可见扩张的支气管影。左肺支气管血管束增多。双肺多发小结节、微小结节，局部可见树芽征改变。左肺上叶及右肺下叶可见索条影（图 3-63）。

新型冠状病毒感染后首次胸部 CT（发病第 9 天）：右肺上叶、中叶实变影范围较前略缩小，双肺散在磨玻璃影、斑片状模糊影、实变影；左肺部分支气管管壁增厚，周围见小结节及树芽征改变（图 3-64）。

复查胸部 CT（发病第 31 天）：右肺上叶、中叶实变影范围较前增多，右肺下叶胸膜下及支气管周围新出现斑片状实变影，双肺斑片状模糊影、实变影范围较前略增大、增多，左肺部分支气管管壁增厚，周围见小结节及树芽征改变，较前增多（图 3-65）。

【临床诊疗】

入院后临床诊断："双肺感染、支气管扩张、右肺上叶中叶毁损肺"，给予莫西沙星、头孢地尼抗感染，氨溴索化痰，复方氨酚美沙糖浆止咳，对乙酰氨基酚片解热、镇痛，云南白药胶囊化瘀止血，克赛预防性抗凝，补液、营养支持等对症治疗。治疗后患者仍有胸闷伴喘息症状，于发病第 39 天死亡。

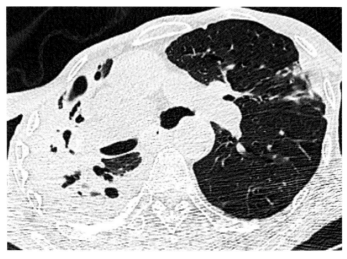

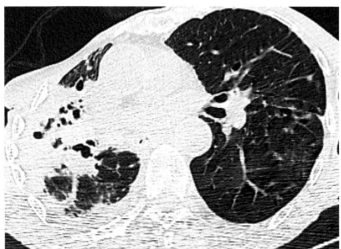

▲ 图 3-63　新型冠状病毒感染 10 天前胸部 CT 图像

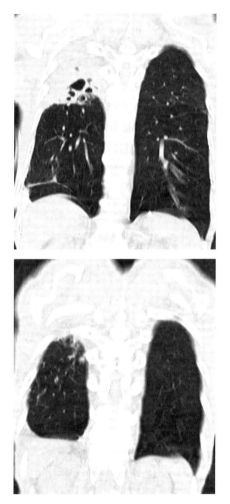

▲ 图 3-63（续） 新型冠状病毒感染 10 天前胸部 CT 图像

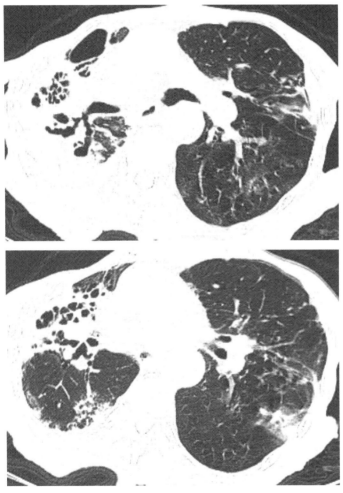

▲ 图 3-64　新型冠状病毒感染发病第 9 天首次胸部 CT 图像

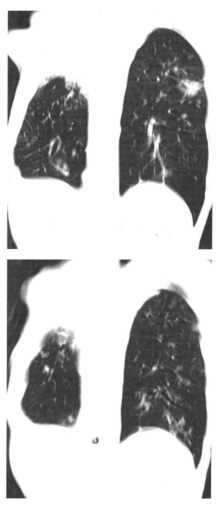

▲ 图 3-64（续） 新型冠状病毒感染发病第 9 天首次胸部 CT 图像

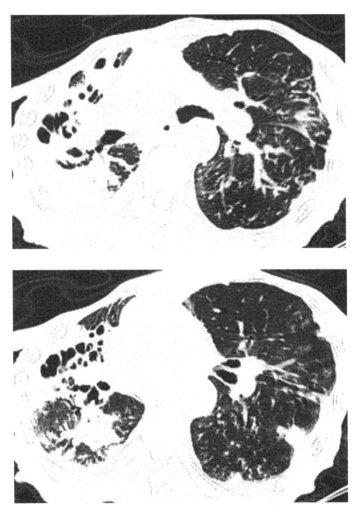

▲ 图 3-65　新型冠状病毒感染发病第 31 天复查胸部 CT 图像

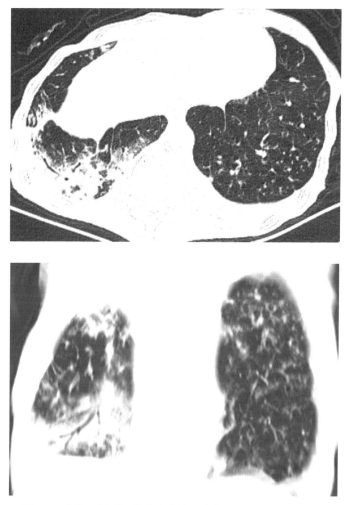

▲ 图 3–65（续） 新型冠状病毒感染发病第 31 天复查胸部 CT 图像

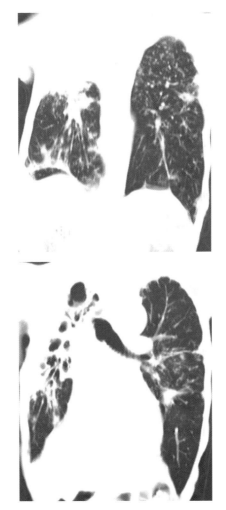

▲ 图 3-65（续）　新型冠状病毒感染发病第 31 天复查胸部 CT 图像

◆ 病例 23

患者，男，69 岁，咽痛、发热 13 天，胸闷 6 天，咳嗽、咳痰 2 天。自测血氧饱和度（指脉氧）91.0%。查体：神清，口唇轻度发绀，心率 78 次/分，血压 145mmHg/80mmHg，呼吸 20 次/分，双肺呼吸音粗，双下肺散在少量湿啰音。既往史：糖尿病 12 年，皮下注射胰岛素治疗，血糖控制不佳；未接种新型冠状病毒疫苗。

【实验室检查】

血常规及生化（发病第 12 天）：白细胞计数 6.48×10^9/L（$4 \times 10^9 \sim 10 \times 10^9$/L），淋巴细胞计数 0.43×10^9/L（$1 \times 10^9 \sim 3.3 \times 10^9$/L），中性粒细胞计数 5.92×10^9/L（$1.8 \times 10^9 \sim 6.4 \times 10^9$/L）；C 反应蛋白（血清）9.6mg/L（$0 \sim 8$mg/L）；白细胞介素 6 为 1.57pg/ml（<7.0pg/ml）；降钙素原 0.04ng/ml（<0.05ng/ml）；血浆 D - 二聚体 0.87mg/L（$0 \sim 0.5$mg/L，化学发光法检测）。

新型冠状病毒核糖核酸检测（发病第 12 天）：阳性。

血常规及生化（发病第 24 天）：白细胞计数 4.99×10^9/L（$4 \times 10^9 \sim 10 \times 10^9$/L），淋巴细胞计数 1.19×10^9/L（$1 \times 10^9 \sim 3.3 \times 10^9$/L），中性粒细胞计数 3.34×10^9/L（$1.8 \times 10^9 \sim 6.4 \times 10^9$/L）；C 反应蛋白（血清）5mg/L（$0 \sim 8$mg/L）；白细胞介素 6 为 11.23pg/ml（<7.0pg/ml）；降钙素原 0.05ng/ml（<0.05ng/ml）。

【影像学表现】

首次胸部 CT（发病第 8 天）：双肺胸膜下多发斑片状磨玻璃影，其内可见小叶间隔增厚呈网格状改变，边缘模糊（图 3-66）。

复查胸部 CT（发病第 12 天）：双肺磨玻璃影较前增多，范围增大，其内可见网格状铺路石征，部分病灶内见增粗血管影及空气支气管征（图 3-67）。

复查胸部 CT（发病第 24 天）：双肺磨玻璃影较前范围变小，密度增高，病灶内可见实变影及纤维索条影（图 3-68）。

复查胸部 CT（发病第 31 天）：双肺病变范围变小，部分病灶密度减低，可见纤维索条影（图 3-69）。

【临床诊疗】

入院后临床诊断："病毒性肺炎（新型冠状病毒感染）、低氧血症、2 型糖尿病"，给予阿兹夫定抗病毒治疗，地塞米松抗炎，布地奈德雾化吸入，莫西沙星抗感染，鼻导管吸氧。经治疗，患者呼吸道症状逐渐好转后出院。

◆ 病例 24

患者，男，66 岁，发热、咳嗽、咳痰，伴乏力、活动后气短 2 周，最高体温 39℃。查体：心率 90 次 / 分，血压 131mmHg/90mmHg，呼吸 22 次 / 分。双肺呼吸音粗，可闻及干湿啰音。既往史：先天性多囊肾，后因肌酐逐年升高接受透析治疗，双肾切除术后 10 年；未接种新型冠状病毒疫苗。

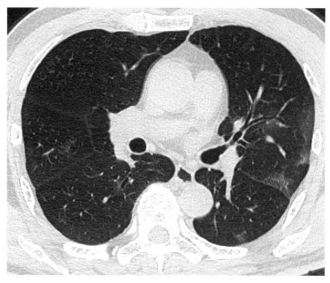

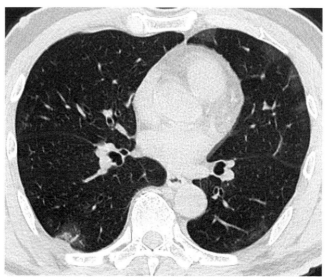

▲ 图 3-66　发病第 8 天首次胸部 CT 图像

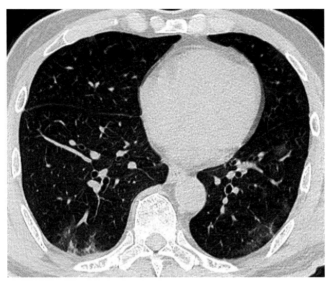

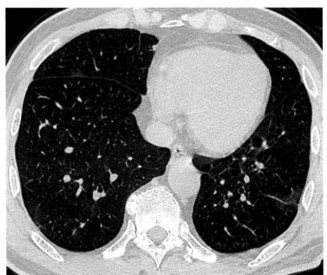

▲ 图 3-66（续）　发病第 8 天首次胸部 CT 图像

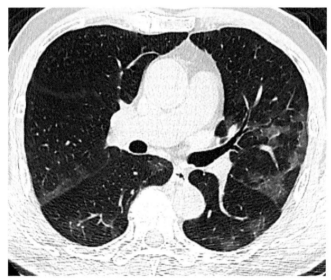

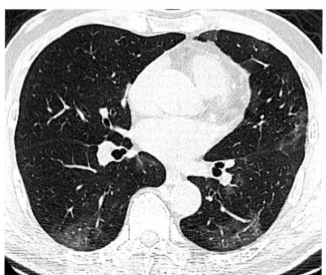

▲ 图 3-67　发病第 12 天复查胸部 CT 图像

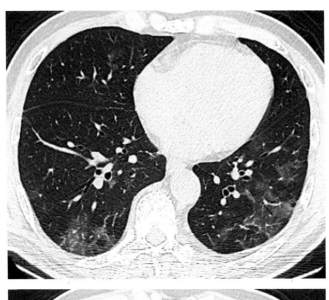

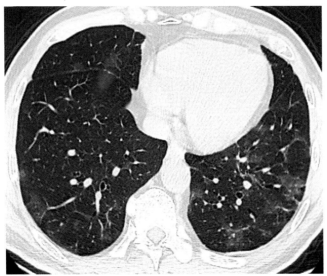

▲ 图 3-67（续）　发病第 12 天复查胸部 CT 图像

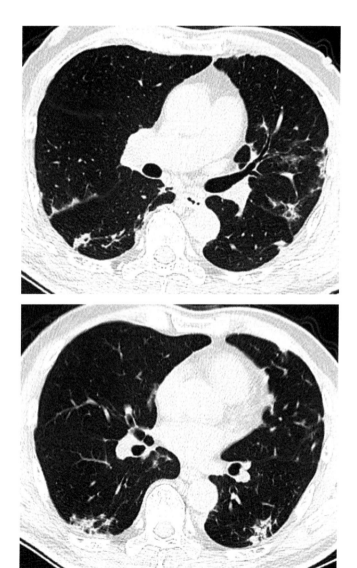

▲ 图 3-68　发病第 24 天复查胸部 CT 图像

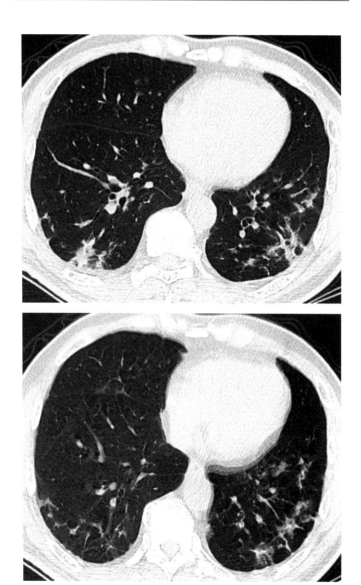

▲ 图 3-68（续）　发病第 24 天复查胸部 CT 图像

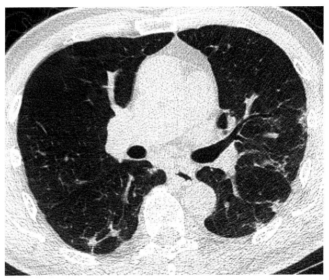

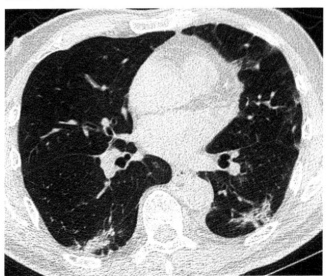

▲ 图 3-69　发病第 31 天复查胸部 CT 图像

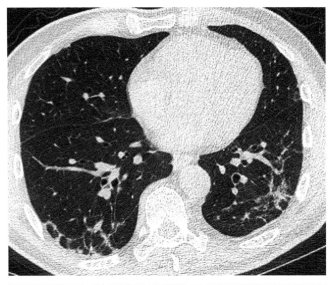

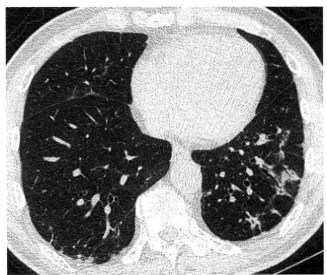

▲ 图 3-69（续）　发病第 31 天复查胸部 CT 图像

【实验室检查】

血常规及生化（发病第 14 天）：白细胞计数 7.02×10^9/L（$4 \times 10^9 \sim 10 \times 10^9$/L），淋巴细胞计数 0.34×10^9/L（$1 \times 10^9 \sim 3.3 \times 10^9$/L），中性粒细胞计数 6.18×10^9/L（$1.8 \times 10^9 \sim 6.4 \times 10^9$/L）；C 反应蛋白（血清）26mg/L（$0 \sim 8$mg/L）；白细胞介素 6 为 3.32pg/ml（<7.0pg/ml）；血浆 D - 二聚体 1.27mg/L（$0 \sim 0.5$mg/L，化学发光法检测）；尿素 24.48mmol/L（$1.7 \sim 8.3$mmol/L）；肌酐 525μmol/L（$18 \sim 104$ μmol/L）。

血常规及生化（发病第 27 天）：白细胞计数 3.00×10^9/L（$4 \times 10^9 \sim 10 \times 10^9$/L），淋巴细胞计数 0.43×10^9/L（$1 \times 10^9 \sim 3.3 \times 10^9$/L），中性粒细胞计数 2.22×10^9/L（$1.8 \times 10^9 \sim 6.4 \times 10^9$/L）；C 反应蛋白（血清）16mg/L（$0 \sim 8$mg/L）；尿素 20.28mmol/L（$1.7 \sim 8.3$mmol/L）；肌酐 689μmol/L（$18 \sim 104$μmol/L）。

【影像学表现】

首次胸部 CT（发病第 14 天）：双肺多发斑片状、片状磨玻璃影，其内可见空气支气管征、增粗血管影及网格状改变（图 3-70）。

复查胸部 CT（发病第 27 天）：双肺磨玻璃影范围较前变小，其内小叶间隔较前增厚，病变区可见多发实变影（图 3-71）。

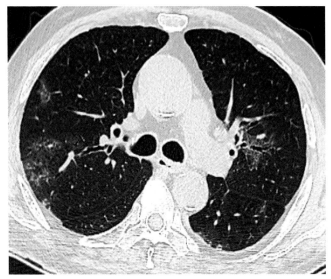

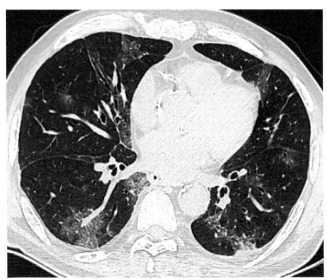

▲ 图 3-70　发病第 14 天首次胸部 CT 图像

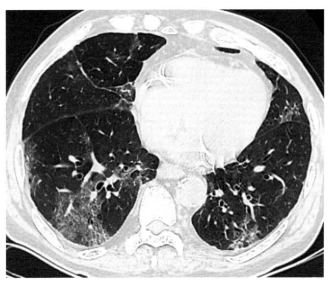

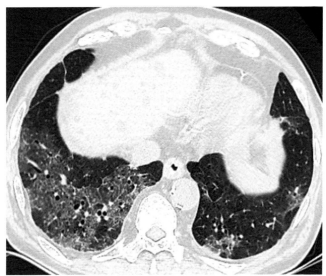

▲ 图 3–70（续） 发病第 14 天首次胸部 CT 图像

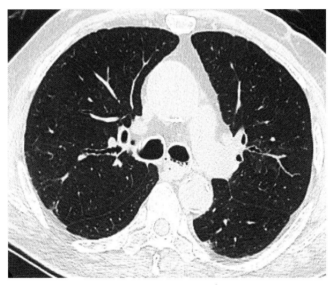

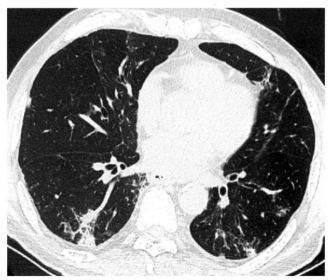

▲ 图 3–71　发病第 27 天复查胸部 CT 图像

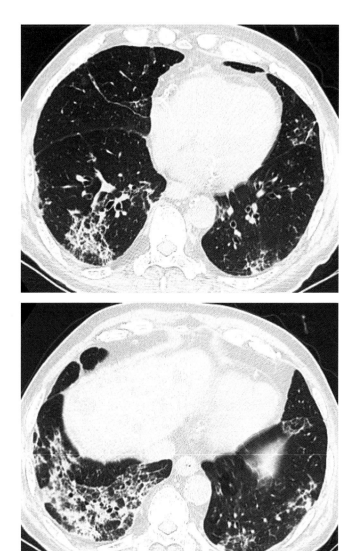

▲ 图 3-71（续） 发病第 27 天复查胸部 CT 图像

【临床诊疗】

入院后临床诊断:"肺部感染、慢性肾脏病 5 期(血液透析状态)",给予氨溴索化痰,甲泼尼龙抗炎,哌拉西林抗感染,丙种球蛋白提高免疫力。经治疗,患者体温正常,咳嗽症状较前好转,一般情况稳定后出院。

◆ 病例 25

患者,男,75 岁,发热、左下腹痛 2 天,最高体温 38.7℃。查体:神清,口唇轻度发绀,心率 80 次 / 分,血压 143mmHg/63mmHg,呼吸 20 次 / 分,双肺呼吸音粗,似可闻及干湿啰音。既往史:直肠癌术后 3 年;规律接种 3 针新型冠状病毒疫苗。

【实验室检查】

血常规及生化(发病第 3 天):白细胞计数 4.15×10^9/L($4 \times 10^9 \sim 10 \times 10^9$/L),淋巴细胞计数 0.67×10^9/L($1 \times 10^9 \sim 3.3 \times 10^9$/L),中性粒细胞计数 2.95×10^9/L,($1.8 \times 10^9 \sim 6.4 \times 10^9$/L);C 反应蛋白(血清)78mg/L(0~8mg/L);白细胞介素 6 为 55.06pg/ml(<7.0pg/ml);降钙素原 0.04ng/ml(<0.05ng/ml);血浆 D- 二聚体 0.99mg/L(0~0.5mg/L,化学发光法检测)。

心肌标志物(发病第 3 天,化学发光法检测):B 型钠尿肽 176.7pg/ml(0~450pg/ml)。

血氧饱和度(发病第 3 天):91.4%。

血常规及生化（发病第 14 天）：白细胞计数 $5.67 \times 10^9/L$（$4 \times 10^9 \sim 10 \times 10^9/L$），淋巴细胞计数 $0.83 \times 10^9/L$（$1 \times 10^9 \sim 3.3 \times 10^9/L$），中性粒细胞计数 $4.32 \times 10^9/L$（$1.8 \times 10^9 \sim 6.4 \times 10^9/L$）；血浆 D－二聚体 0.65mg/L（0～0.5mg/L，化学发光法检测）；降钙素原 0.06ng/ml（＜0.05ng/ml）；C 反应蛋白（血清）5mg/L（0～8mg/L）。

【影像学表现】

首次胸部 CT（发病第 2 天）：双肺多发片状磨玻璃影，其内小叶间隔增厚呈网格状改变（图 3-72）。

复查胸部 CT（发病第 10 天）：双肺磨玻璃影范围较前增大，密度增高，局部可见实变影（图 3-73）。

复查胸部 CT（发病第 19 天）：双肺病灶局部范围较前变小，密度增高，可见索条影。双侧胸腔可见少量胸腔积液（图 3-74）。

【临床诊疗】

入院后临床诊断："新型冠状病毒感染、直肠癌术后"，给予鼻导管吸氧，俯卧位通气，应用奈玛特韦 / 利托那韦抗病毒治疗，给予舒普深＋阿奇霉素抗感染，甲强龙抗炎。经治疗，患者体温恢复正常，咳嗽、胸闷明显好转，指脉氧 97%，一般情况稳定后出院。

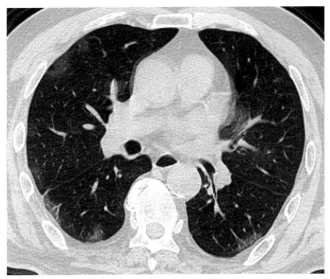

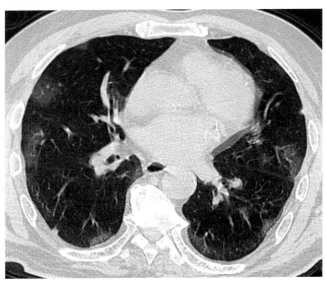

▲ 图 3-72 发病第 2 天首次胸部 CT 图像

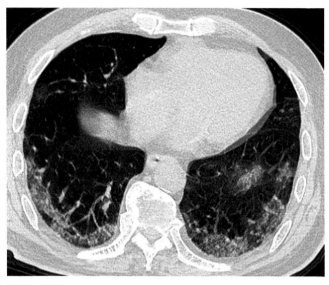

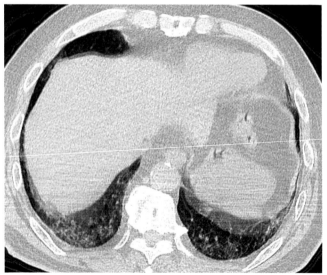

▲ 图 3-72（续） 发病第 2 天首次胸部 CT 图像

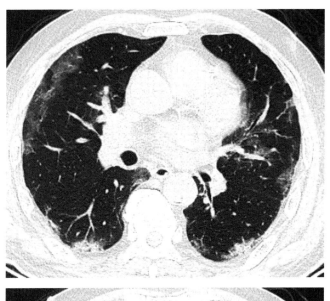

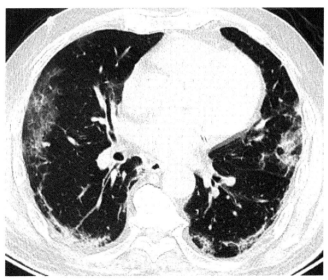

▲ 图 3-73　发病第 10 天复查胸部 CT 图像

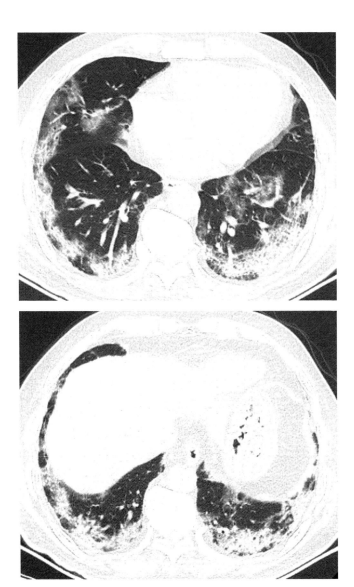

▲ 图 3-73（续）　发病第 10 天复查胸部 CT 图像

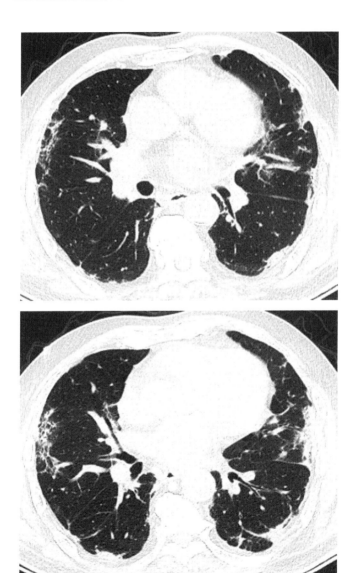

▲ 图 3-74　发病第 19 天复查胸部 CT 图像

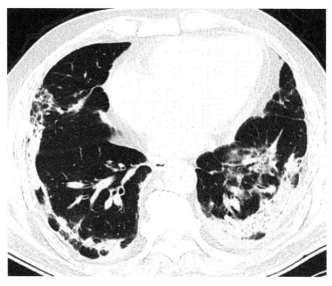

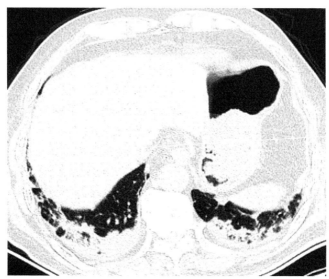

▲ 图 3-74（续） 发病第 19 天复查胸部 CT 图像

◆ **病例 26**

患者，女，68 岁，反复发热 10 天，最高体温 39℃，伴畏寒、寒战。查体：心率 90 次 / 分，血压 120mmHg/60mmHg，呼吸 20 次 / 分，双肺呼吸音清，未闻及干湿啰音。既往史：糖尿病，肾功能不全，高血压 5 年；规律接种 3 针新型冠状病毒疫苗。

【实验室检查】

血常规及生化（发病第 10 天）：白细胞计数 6.73 × 10^9/L（4 × 10^9～10 × 10^9/L），淋巴细胞计数 0.90 × 10^9/L（1 × 10^9～3.3 × 10^9/L），中性粒细胞计数 5.43 × 10^9/L（1.8 × 10^9～6.4 × 10^9/L）;C 反应蛋白（血清）75mg/L（0～8mg/L）；白细胞介素 6 为 13.48pg/ml（＜7.0pg/ml）；降钙素原 0.13ng/ml（＜0.05ng/ml）；血浆 D - 二聚体 1.25mg/L（0～0.5mg/L，化学发光法检测）。

血氧饱和度（发病第 10 天）：91.4%。

血常规及生化（发病第 20 天）：白细胞计数 7.50 × 10^9/L（4 × 10^9～10 × 10^9/L），淋巴细胞计数 1.26 × 10^9/L（1 × 10^9～3.3 × 10^9/L），中性粒细胞计数 5.78 × 10^9/L（1.8 × 10^9～6.4 × 10^9/L）;C 反应蛋白（血清）11mg/L（0～8mg/L）；降钙素原 0.05ng/ml（＜0.05ng/ml）；血浆 D - 二聚体 0.37mg/L（0～0.5mg/L，化学发光法检测）。

【影像学表现】

首次胸部 CT（发病第 10 天）：双肺多发片状磨玻璃影，其内可见空气支气管征，局部小叶间隔增厚呈网格状改变，部分实变（图 3-75）。

复查胸部 CT（发病第 20 天）：双肺多发病灶范围较前变小，局部密度减低，可见新发索条影（图 3-76）。

【临床诊疗】

入院后临床诊断："新型冠状病毒肺炎、高血压、2 型糖尿病、高脂血症"，给予头孢曲松（罗氏芬）抗感染，持续低流量氧疗，鼓励俯卧位呼吸。经治疗，患者体温恢复正常，无胸闷、心悸，低流量吸氧状态血氧饱和度 99%，一般情况稳定后出院。

◆ 病例 27

患者，男，60 岁，发热，伴咳嗽、气短 7 天，最高体温 39℃。查体：神清，口唇轻度发绀，心率 84 次 / 分，血压 141mmHg/102mmHg，呼吸 20 次 / 分，双肺呼吸音粗，闻及干湿啰音。既往史：前列腺癌 3 个月，高血压 30 年，糖尿病 4 年；规律接种 3 针新型冠状病毒疫苗。

血常规及生化（发病第 7 天）：白细胞计数 11.2 × 10^9/L（4 × 10^9～10 × 10^9/L），淋巴细胞比率 15.7%；C 反应蛋白（血清）46.9mg/L（0～8mg/L）。

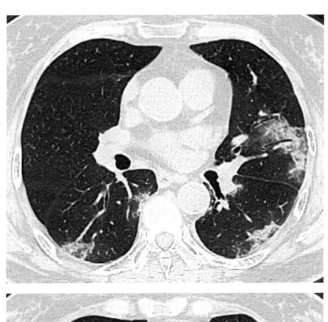

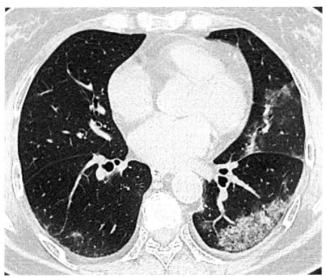

▲ 图 3-75　发病第 10 天首次胸部 CT 图像

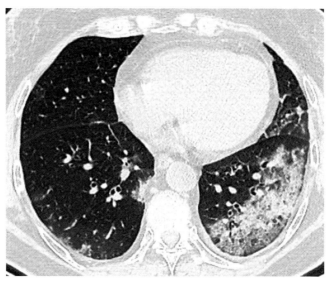

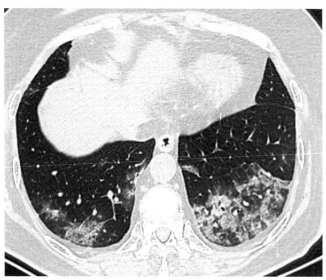

▲ 图 3-75（续） 发病第 10 天首次胸部 CT 图像

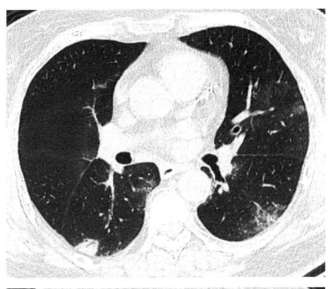

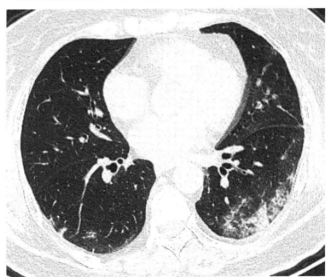

▲ 图 3-76 发病第 20 天复查胸部 CT 图像

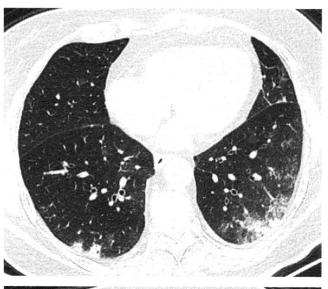

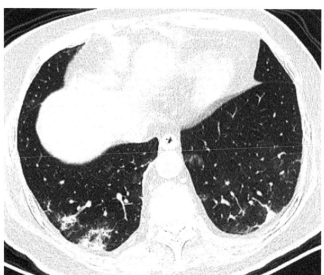

▲ 图 3-76（续） 发病第 20 天复查胸部 CT 图像

心肌标志物（发病第 7 天，化学发光法检测）：肌红蛋白 363.0ng/ml（23～122ng/ml）。

血常规及生化（发病第 11 天）：白细胞计数 7.16×10^9/L（4×10^9～10×10^9/L），淋巴细胞计数 1.44×10^9/L（1×10^9～3.3×10^9/L），中性粒细胞计数 4.91×10^9/L（1.8×10^9～6.4×10^9/L）；血浆 D - 二聚体 1.03mg/L（0～0.5mg/L，化学发光法检测）；白细胞介素 6 为 16.87pg/ml（＜7.0pg/ml）；降钙素原 0.34ng/ml（＜0.05ng/ml）；C 反应蛋白（血清）33mg/L（0～8mg/L）。

血常规及生化（发病第 23 天）：白细胞计数 5.5×10^9/L（4×10^9～10×10^9/L），淋巴细胞计数 1.72×10^9/L（1×10^9～3.3×10^9/L），中性粒细胞计数 3.03×10^9/L（1.8×10^9～6.4×10^9/L）；白细胞介素 6 为 10.21pg/ml（＜7.0pg/ml）；降钙素原 0.1ng/ml（＜0.05ng/ml）；C 反应蛋白（血清）6mg/L（0～8mg/L）。

【影像学表现】

首次胸部 CT（发病第 7 天）：双肺多发斑片状及大片状磨玻璃影，病变内小叶内间质增厚呈网格状改变，局部可见实变影（图 3-77）。

复查胸部 CT（发病第 11 天）：双肺多发斑片状及大片状磨玻璃影范围较前明显变小，密度减低（图 3-78）。

复查胸部 CT（发病第 23 天）：双肺多发病第灶较前进一步范围变小，密度减低（图 3-79）。

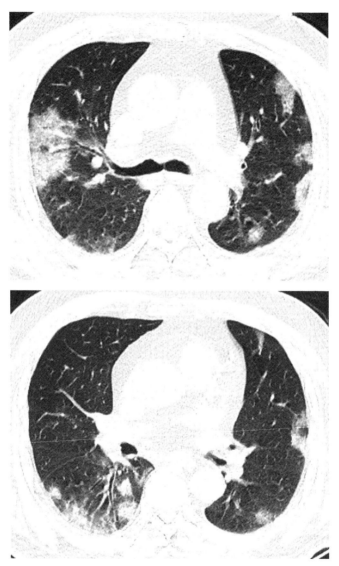

▲ 图 3-77　发病第 7 天首次胸部 CT 图像

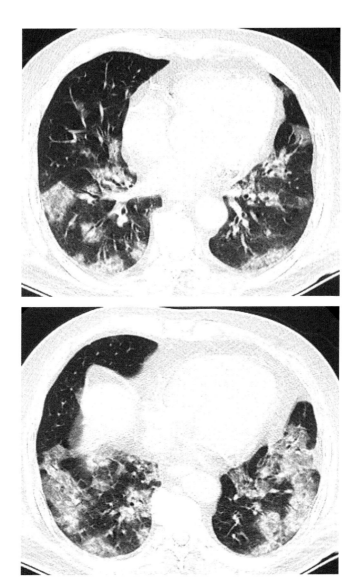

▲ 图 3-77（续）　发病第 7 天首次胸部 CT 图像

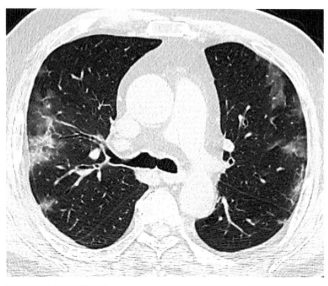

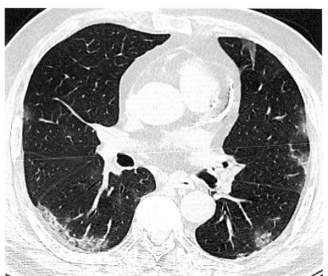

▲ 图 3-78　发病第 11 天复查胸部 CT 图像

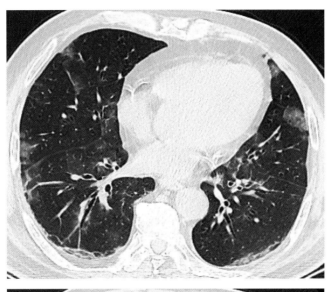

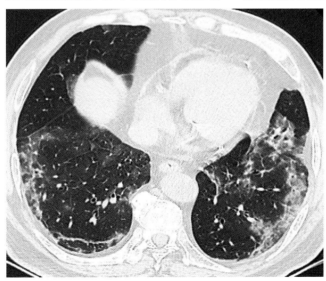

▲ 图 3-78（续） 发病第 11 天复查胸部 CT 图像

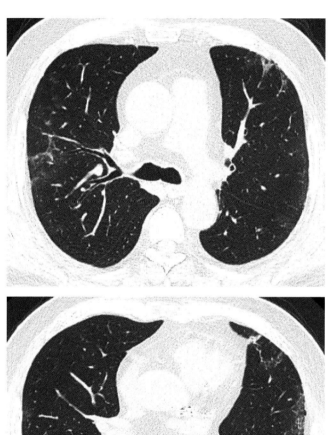

▲ 图 3-79　发病第 23 天复查胸部 CT 图像

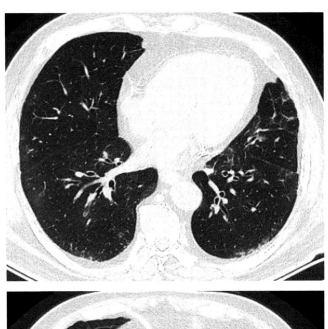

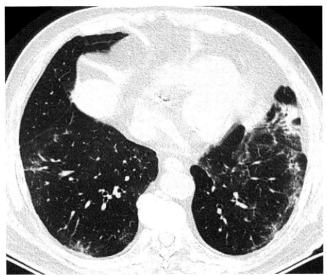

▲ 图 3-79（续）　发病第 23 天复查胸部 CT 图像

【临床诊疗】

入院后临床诊断："新型冠状病毒肺炎、低氧血症"，给予吸氧，头孢曲松钠静脉滴注抗感染。治疗后患者呼吸道症状明显缓解，肺内病变明显吸收，复查血气氧合指数较前明显升高，血氧饱和度 98.0%～99.0%，病情好转后出院。

◆ 病例 28

患者，男，78 岁，全身酸痛 10 天，发热 5 天，最高体温 38.2℃。查体：神清，血压 160mmHg/81mmHg，呼吸 16 次 / 分，血氧饱和度 88.0%，双肺呼吸音粗，可闻及干湿啰音。既往史：帕金森病史 4 年，高血压、右肾萎缩 10 余年；未接种新型冠状病毒疫苗。

【实验室检查】

血常规及生化（发病第 8 天）：白细胞计数 4.99×10^9/L（4×10^9～10×10^9/L），淋巴细胞计数 0.71×10^9/L（1×10^9～3.3×10^9/L），中性粒细胞计数 3.99×10^9/L（1.8×10^9～6.4×10^9/L）;C 反应蛋白(血清)94mg/L(0～8mg/L)。

血常规及生化（发病第 10 天）：白细胞计数 6.25×10^9/L（4×10^9～10×10^9/L），淋巴细胞计数 0.74×10^9/L（1×10^9～3.3×10^9/L），中性粒细胞计数 4.98×10^9/L（1.8×10^9～6.4×10^9/L）；C 反应蛋白（血清）119mg/L（0～8mg/L）；降钙素原 0.24ng/ml（＜0.05ng/ml）；白细胞介

素 6 为 38.20pg/ml（＜7pg/ml）；血浆 D- 二聚体 1.65μg/L（0.01～0.5μg/L，化学法检测）。

心肌标志物（发病第 10 天，电化学发光法检测）：B 型钠尿肽 8888.0pg/ml（0～125pg/ml），肌红蛋白 135ng/ml（28～72ng/ml）。

血常规及生化（发病第 25 天）：白细胞计数 6.41×10^9/L（4×10^9～10×10^9/L），淋巴细胞计数 1.66×10^9/L（1×10^9～3.3×10^9/L），中性粒细胞计数 4.13×10^9/L（1.8×10^9～6.4×10^9/L）；血浆 D- 二聚体 0.73μg/L（0.01～0.5μg/L，化学法检测）。

【影像学表现】

首次胸部 CT（发病第 8 天）：双肺支气管周围可见团片状磨玻璃影、边缘模糊，其内可见小叶间隔增厚（图 3-80）。

复查胸部 CT（发病第 10 天）：双肺磨玻璃病灶范围较前增大，密度增高，小叶间隔进一步增厚，部分呈实变（图 3-81）。

复查胸部 CT（发病第 25 天）：双肺病灶较前范围明显缩小、密度减低，部分呈条索状（图 3-82）。

【临床诊疗】

患者入院后俯卧位通气，给予抗感染，小剂量激素抗炎，吸氧治疗，期间因患者喘憋，给予高流量吸氧。患者病情好转后出院。

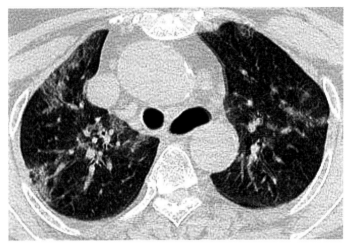

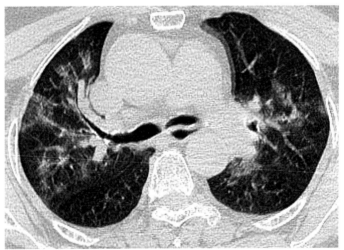

▲ 图 3-80　发病第 8 天首次胸部 CT 图像

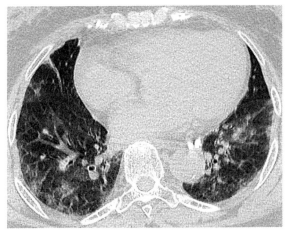

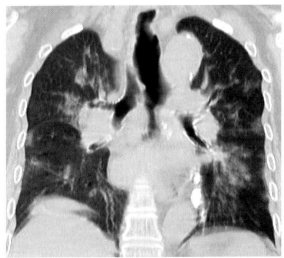

▲ 图 3-81　发病第 10 天复查胸部 CT 图像

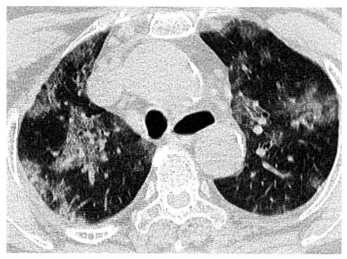

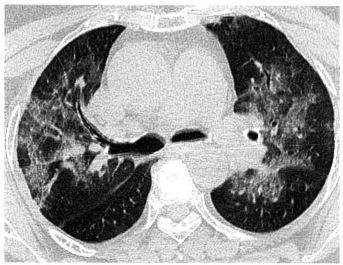

▲ 图 3-81（续） 发病第 10 天复查胸部 CT 图像

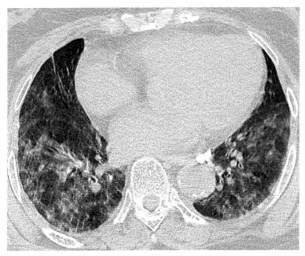

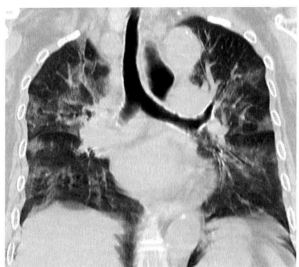

▲ 图 3-81（续）　发病第 10 天复查胸部 CT 图像

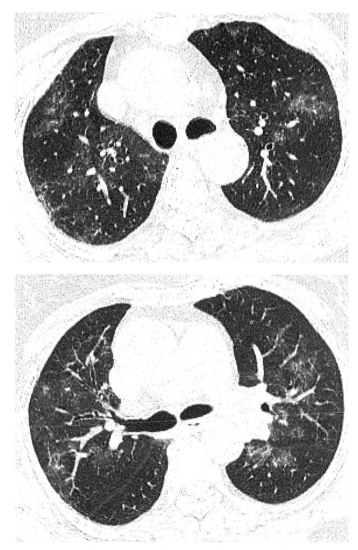

▲ 图 3-82　发病第 25 天复查胸部 CT 图像

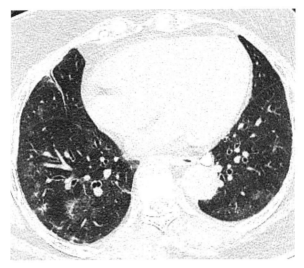

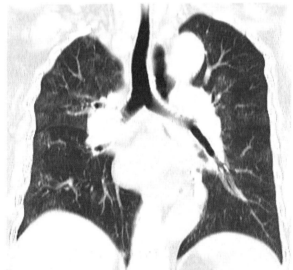

▲ 图 3-82（续）　发病第 25 天复查胸部 CT 图像

◆ 病例 29

患者，男，81 岁，发热、咳嗽 7 天，咳嗽、咳黄白色痰、呼吸困难 3 天，最高体温 39℃。自测新型冠状病毒抗原阳性。查体：神清，精神差，双肺呼吸音粗，可闻及干湿啰音。既往史：浆细胞病 7 年，长期服用依布替尼治疗；高血压病史 10 年，长期服用拜新同、氯沙坦钾氢氯噻嗪；未接种新型冠状病毒疫苗。

【实验室检查】

血常规及生化（发病第 8 天）：白细胞计数 7.82×10^9/L（4×10^9～10×10^9/L），淋巴细胞计数 0.22×10^9/L（1×10^9～3.3×10^9/L），中性粒细胞计数 7.42×10^9/L（1.8×10^9～6.4×10^9/L）；C 反应蛋白（血清）97mg/L（0～8mg/L）；白细胞介素 6 为 110.2pg/ml（<7.0pg/ml）；降钙素原 0.15ng/ml（<0.05ng/ml）；血浆 D - 二聚体 3.76mg/L（0.01～0.5mg/L，化学法检测）。

心肌标志物（发病第 8 天，电化学发光法检测）：肌红蛋白 143ng/ml（28～72ng/ml），肌钙蛋白 45ng/L（0～14ng/L），B 型钠尿肽 383.3pg/ml（0～125pg/ml）。

血氧饱和度（发病第 8 天）：79.4%。

血常规及生化（发病第 12 天）：白细胞计数 7.57×10^9/L（4×10^9～10×10^9/L），淋巴细胞计数 0.13×10^9/L（1×10^9～3.3×10^9/L），中性粒细胞计数 7.31×10^9/L（1.8×10^9～6.4×10^9/L）；C 反 应 蛋 白（ 血 清 ）58mg/L（0～

8mg/L）；降钙素原 0.12ng/ml（＜0.05ng/ml）；血浆 D-
二聚体 3.46mg/L（0.01～0.5mg/L，化学法检测）。

心肌标志物（发病第 12 天，电化学发光法检测）：
肌红蛋白 178ng/ml（28～72ng/ml），肌钙蛋白 50ng/L
（0～14ng/L）。

新型冠状病毒核酸检测（发病第 12 天）：阳性。

血常规及生化（发病第 26 天）：白细胞计数 4.29 ×
10^9/L（4 × 10^9～10 × 10^9/L），淋巴细胞计数 1.16 × 10^9/L
（1 × 10^9～3.3 × 10^9/L），中性粒细胞计数 2.54 × 10^9/L（1.8 ×
10^9～6.4 × 10^9/L）；C 反应蛋白（血清）32mg/L（0～
8mg/L）；白细胞介素 6 为 6.21pg/ml（＜7.0pg/ml）；降钙
素原 0.14ng/ml（＜0.05ng/ml）。

心肌标志物（发病第 26 天，电化学发光法检测）：
肌红蛋白 22ng/ml（28～72ng/ml），肌钙蛋白 24ng/L（0～
14ng/L）。

【影像学表现】

首次胸部 CT（发病第 8 天）：双肺多发磨玻璃影、
斑片状模糊影及实变影，其内小叶间隔增厚，局部呈网
格状。双侧胸腔后部可见弧形液性密度影。心包内可见
少量液性密度影（图 3-83）。

复查胸部 CT（发病第 12 天）：双肺多发磨玻璃
影、斑片状模糊影及实变影，病变范围较前增多、增
大，局部密度增高，其内可见小叶间隔增厚，双肺支

气管血管束增粗。双侧胸腔后部可见弧形液性密度影，右侧较前增多。心包内液体密度影较前略增多（图 3-84）。

复查胸部 CT（发病第 26 天）：双肺病灶较前范围缩小、局部较前实变，可见空洞样改变。双侧胸腔后部弧形液性密度影较前减少，心包内液体密度影较前减少（图 3-85）。

复查胸部 CT（发病第 37 天）：双肺病灶较前范围缩小、密度减低（图 3-86）。

【临床诊疗】

入院后临床诊断："病毒性肺炎、浆细胞病、高血压"，给予头孢曲松抗感染，阿兹夫定口服抗病毒，甲强龙抗炎，茶碱缓释片平喘，克赛抗凝防栓塞等治疗。治疗后患者仍呼吸困难，未吸氧状态血氧饱和度 70.0%~80.0%。治疗 1 周后复查炎症指标升高，胸 CT 提示病变范围增大；停用无创呼吸机，给予高流量氧疗，改用地塞米松抗炎，布地奈德、富路施雾化吸入、氨溴索化痰。经积极治疗，患者病情好转后出院。

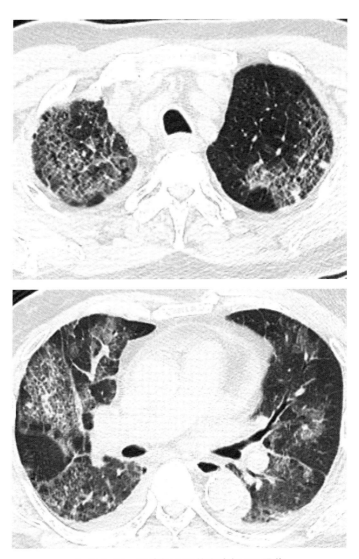

▲ 图 3-83　发病第 8 天首次胸部 CT 图像

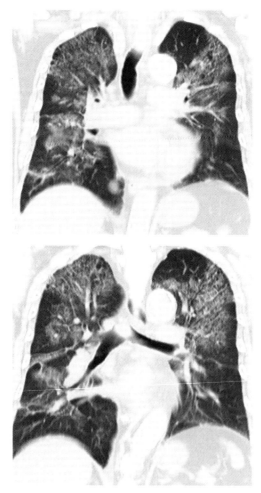

▲ 图 3–83（续） 发病第 8 天首次胸部 CT 图像

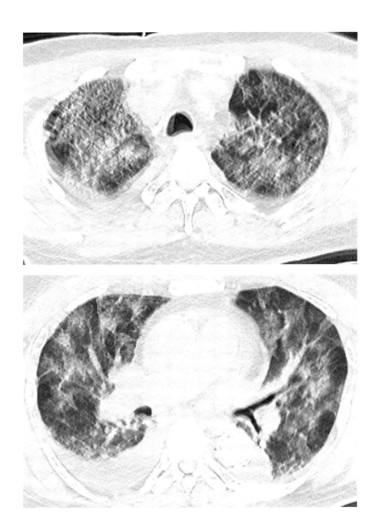

▲ 图 3-84　发病第 12 天复查胸部 CT 图像

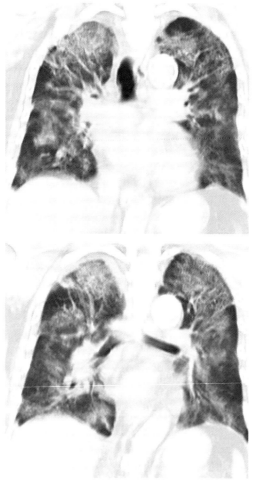

▲ 图 3-84（续） 发病第 12 天复查胸部 CT 图像

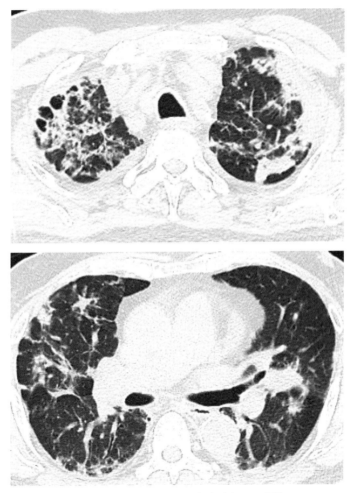

▲ 图 3-85 发病第 26 天复查胸部 CT 图像

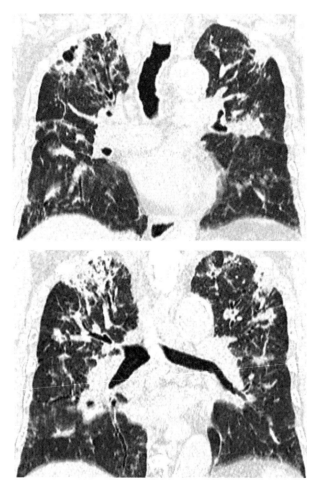

▲ 图 3-85（续） 发病第 26 天复查胸部 CT 图像

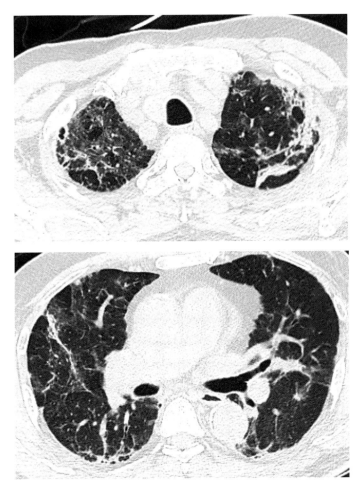

▲ 图 3-86 发病第 37 天复查胸部 CT 图像

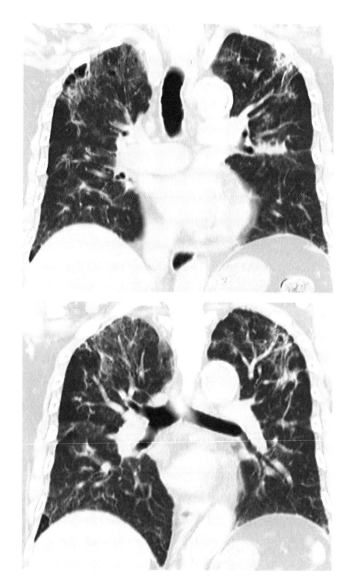

▲ 图 3-86（续） 发病第 37 天复查胸部 CT 图像

三、老年人新型冠状病毒 Omicron 感染（危重型）胸部 CT 表现

◆ **病例 30**

患者，男，71 岁，10 天前无明显诱因出现发热，伴全身酸痛、咳嗽、咳痰，最高体温 38.5℃。查体：神清，血压 132mmHg/82mmHg，呼吸 18 次 / 分，血氧饱和度 95.0%，双肺呼吸音粗，未闻及湿啰音，心律齐。既往史：高血压 8 年，腹主动脉瘤 1 年；未接种新型冠状病毒疫苗。

【实验室检查】

血常规及生化（发病第 8 天）：白细胞计数 4.35×10^9/L（$4 \times 10^9 \sim 10 \times 10^9$/L），淋巴细胞计数 1.06×10^9/L（$1 \times 10^9 \sim 3.3 \times 10^9$/L），中性粒细胞计数 3.03×10^9/L（$1.8 \times 10^9 \sim 6.4 \times 10^9$/L）。

血气分析（发病第 8 天）：氧分压 84.4mmHg（80～100mmHg），乳酸 1.40mmol/L（0.5～1.6mmol/L）。

血常规及生化（发病第 12 天）：白细胞计数 3.33×10^9/L（$4 \times 10^9 \sim 10 \times 10^9$/L），淋巴细胞计数 0.65×10^9/L（$1 \times 10^9 \sim 3.3 \times 10^9$/L），中性粒细胞计数 2.55×10^9/L（$1.8 \times 10^9 \sim 6.4 \times 10^9$/L）；C 反应蛋白（血清）126mg/L（0～8mg/L）；降钙素原 0.19ng/ml（＜0.05ng/ml）；白细胞介素 6 为 14.18pg/ml（＜7pg/ml）；血浆 D - 二聚体 1.62μg/L（0.01～0.5μg/L，化学法检测）。

血常规（发病第 26 天）：白细胞计数 6.30×10^9/L（$4 \times 10^9 \sim 10 \times 10^9$/L），淋巴细胞计数 0.83×10^9/L（$1 \times 10^9 \sim 3.3 \times 10^9$/L），中性粒细胞计数 5.72×10^9/L（$1.8 \times 10^9 \sim 6.4 \times 10^9$/L）；C 反应蛋白（血清）70mg/L（$0 \sim 8$mg/L）；降钙素原 0.14ng/ml（$<0.05$ng/ml）；白细胞介素 6 为 36.57pg/ml（<7pg/ml）；血浆 D- 二聚体 1.83μg/L（$0.01 \sim 0.5$μg/L，化学法检测）。

【影像学表现】

首次胸部 CT（发病第 8 天）：双肺支气管周围、胸膜下可见多发片状磨玻璃影、其内可见小叶间隔增厚，呈网格状改变（图 3-87）。

复查胸部 CT（发病第 12 天）：双肺斑片状磨玻璃影范围较前明显增大、密度增高，边界较清晰，小叶间隔增厚，呈网格状（图 3-88）。

复查胸部 CT（发病第 26 天）：双肺透过度较前减低，呈磨玻璃状改变，病灶部分磨玻璃影较前范围缩小，整体病变密度增高，部分呈实变，小叶间隔进一步增厚，呈网格状，可见肺间质纤维化改变（图 3-89）。

【临床诊疗】

入院后临床诊断："肺部感染"，给予抗感染、抗炎、化痰治疗。考虑患者为新型冠状病毒感染合并基础疾病，用药选择阿兹夫定。实验室检查及复查胸部 CT 检查结果提示抗感染效果欠佳，合并细菌、真菌感染，加用阿

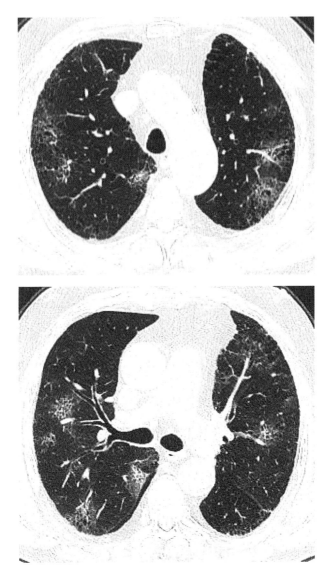

▲ 图 3-87　发病第 8 天首次胸部 CT 图像

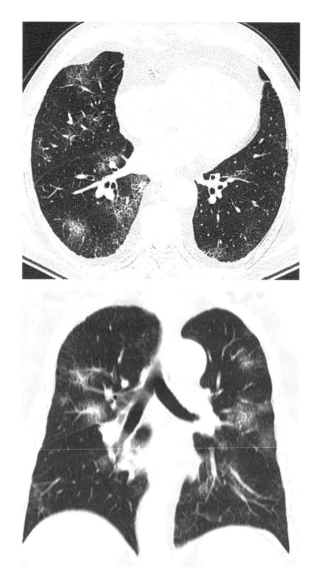

▲ 图 3-87（续） 发病第 8 天首次胸部 CT 图像

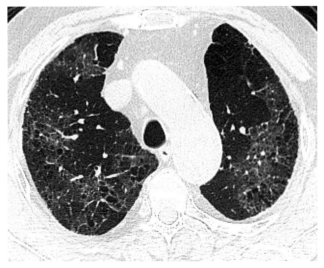

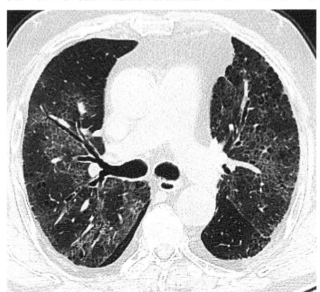

▲ 图 3-88 发病第 12 天复查胸部 CT 图像

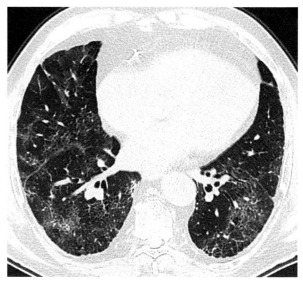

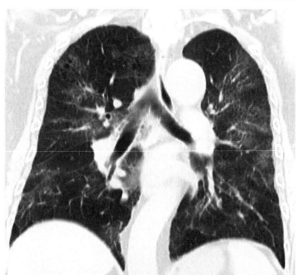

▲ 图 3-88（续） 发病第 12 天复查胸部 CT 图像

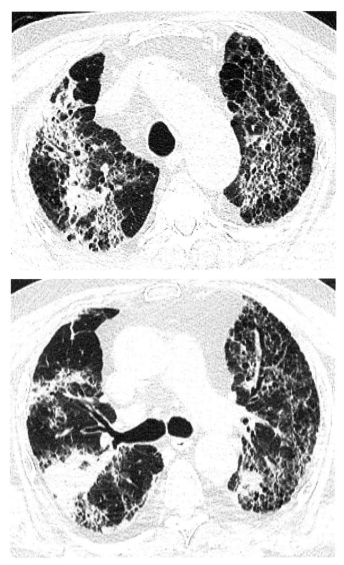

▲ 图 3-89　发病第 26 天复查胸部 CT 图像

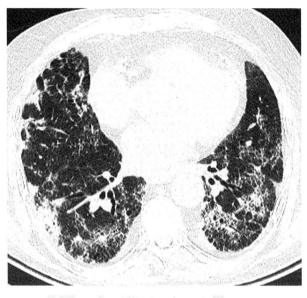

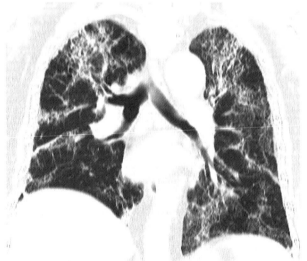

▲ 图 3-89（续） 发病第 26 天复查胸部 CT 图像

奇霉素抗感染治疗、氟康唑抗真菌治疗。治疗后患者外周血氧维持不佳，血氧饱和度在 60.0%～80.0% 范围波动（最低 62.0%），并出现高热（最高体温 41.3℃），低血压（最低 50mmHg/35mmHg），心率 130～140 次 / 分，最终抢救无效死亡。

◆ 病例 31

患者，男，58 岁，失语、左侧肢体无力 7h，体温 36.7℃。查体：神清，失语，血压 120mmHg/65mmHg，血氧饱和度 98.0%，左侧瞳孔直径 3mm、对光反射灵敏，右侧瞳孔直径 3mm、对光反射灵敏。双眼左侧凝视麻痹，无眼球震颤；双侧面部感觉对称；左侧鼻唇沟变浅。既往史：冠心病 10 年，曾接受冠状动脉支架治疗。未接种新型冠状病毒疫苗。

【实验室检查】

血常规及生化（发病当天）：白细胞计数 7.85×10^9/L（4×10^9～10×10^9/L），淋巴细胞计数 0.84×10^9/L（1×10^9～3.3×10^9/L），中性粒细胞计数 6.49×10^9/L（1.8×10^9～6.4×10^9/L）；C 反应蛋白（血清）10.23mg/L（0～8mg/L）；白细胞介素 6 为 56.35pg/ml（＜7pg/ml）。

血常规及生化（发病第 2 天）：白细胞计数 8.23×10^9/L（4×10^9～10×10^9/L），淋巴细胞计数 0.84×10^9/L（1×10^9～3.3×10^9/L），中性粒细胞计数 6.22×10^9/L（1.8×

$10^9 \sim 6.4 \times 10^9$/L）；血浆 D‑二聚体 2.44μg/L（0.01~0.5μg/L，化学法检测）。

新型冠状病毒核酸检测（发病第 2 天）：阳性。

血常规及生化（发病第 8 天）：白细胞计数 4.89×10^9/L（$4 \times 10^9 \sim 10 \times 10^9$/L），淋巴细胞计数 0.71×10^9/L（$1 \times 10^9 \sim 3.3 \times 10^9$/L），中性粒细胞计数 3.63×10^9/L（$1.8 \times 10^9 \sim 6.4 \times 10^9$/L）; C 反应蛋白（血清）70mg/L（0~8mg/L）；降钙素原 0.93ng/ml（<0.05ng/ml）；白细胞介素 6 为 11.8pg/ml（<7pg/ml）；血浆 D‑二聚体 1.69μg/L（0.01~0.5μg/L，化学法检测）。

血常规及生化（发病第 15 天）：白细胞计数 13.04×10^9/L（$4 \times 10^9 \sim 10 \times 10^9$/L），淋巴细胞计数 1.29×10^9/L（$1 \times 10^9 \sim 3.3 \times 10^9$/L），中性粒细胞计数 9.91×10^9/L（$1.8 \times 10^9 \sim 6.4 \times 10^9$/L）；降钙素原 0.20ng/ml（<0.05ng/ml）；白细胞介素 6 为 38.49pg/ml（<7pg/ml）；血浆 D‑二聚体 4.17μg/L（0.01~0.5μg/L，化学法检测）。

血常规及生化（发病第 20 天）：白细胞计数 9.98×10^9/L（$4 \times 10^9 \sim 10 \times 10^9$/L），淋巴细胞计数 1.21×10^9/L（$1 \times 10^9 \sim 3.3 \times 10^9$/L），中性粒细胞计数 7.42×10^9/L（$1.8 \times 10^9 \sim 6.4 \times 10^9$/L）；C 反应蛋白（血清）88mg/L（0~8mg/L）；降钙素原 0.29ng/ml（<0.05ng/ml）；白细胞介素 6 为 47.73pg/ml（<7pg/ml）；血浆 D‑二聚体 4.16μg/L（0.01~0.5μg/L，化学法检测）。

【影像学表现】

首次胸部 CT（发病当天）：双肺上叶及下叶背段支气管周围可见多发斑片状磨玻璃影，边缘模糊（图 3-90）。

复查胸部 CT（发病第 2 天）：双肺上叶及下叶背段病变较前范围明显增大、密度增高，呈实变。叶间胸膜增厚。双肺下叶新增斑片状模糊影，密度不均匀，边界不清。双肺透过度较前减低，呈磨玻璃状（图 3-91）。

复查胸部 CT（发病第 8 天）：双肺病灶范围较前明显缩小、密度增高，纤维化改变。双侧胸腔可见新增积液（图 3-92）。

复查胸部 CT（发病第 15 天）：双肺病灶较前范围进一步缩小、密度减低。双肺支气管可见扩张。左侧胸腔积液明显减少，右侧胸腔积液可见增加，右肺下叶可见球形实变影。右侧胸壁及颈部软组织内可见多发气体密度影（图 3-93）。

复查胸部 CT（发病第 20 天）：双肺病灶较前范围进一步缩小、密度减低。右侧胸腔积液明显减少，左侧胸腔积液增多。右侧胸壁及颈部软组织内多发气体密度影吸收（图 3-94）。

【临床诊疗】

入院后临床诊断："急性脑梗死、肺部感染"，行脑血管造影＋脑动脉机械碎栓，术后积极抗感染，化痰治疗。患者术后双侧肺炎加重，行气管插管并使用呼吸机辅助通气。复查胸部 CT 后行胸腔穿刺引流积液，继续抗感染治疗。发病第 20 天，患者突发血压下降，心率 152 次 / 分，给予去甲肾上腺素、去乙酰毛花苷（西地兰）强心，气管切开，机械通气，气管内血痰。病情持续恶化，家属要求出院。

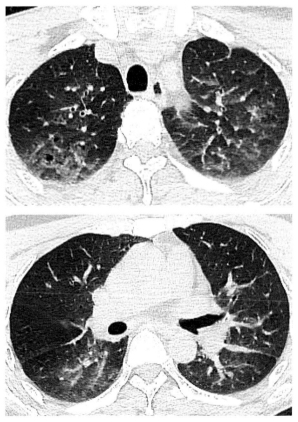

▲ 图 3-90　发病当天首次胸部 CT 图像

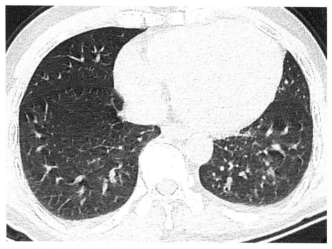

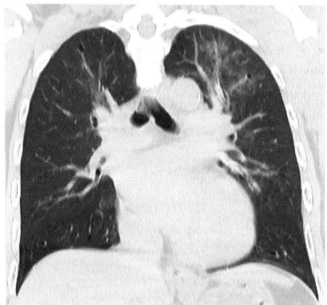

▲ 图 3-90（续）　发病当天首次胸部 CT 图像

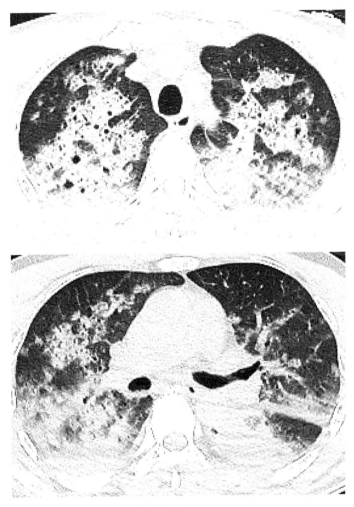

▲ 图 3-91　发病第 2 天复查胸部 CT 图像

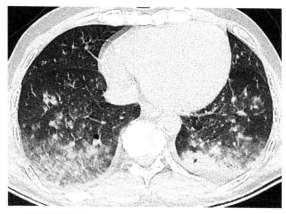

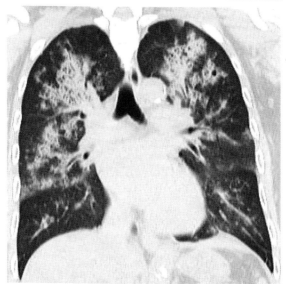

▲ 图 3–91（续）　发病第 2 天复查胸部 CT 图像

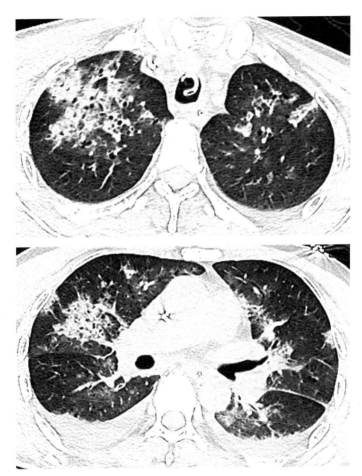

▲ 图 3-92　发病第 8 天复查胸部 CT 图像

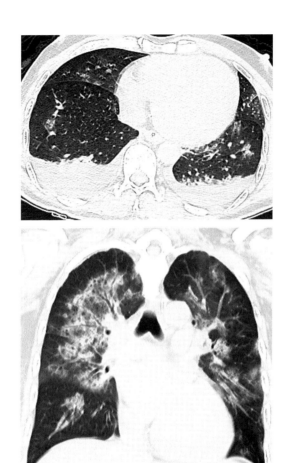

▲ 图 3-92（续）　发病第 8 天复查胸部 CT 图像

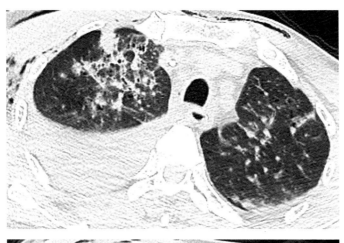

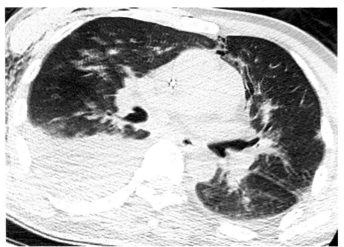

▲ 图 3-93　发病第 15 天复查胸部 CT 图像

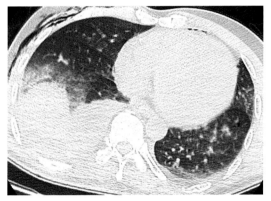

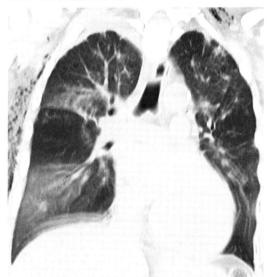

▲ 图 3-93（续）　发病第 15 天复查胸部 CT 图像

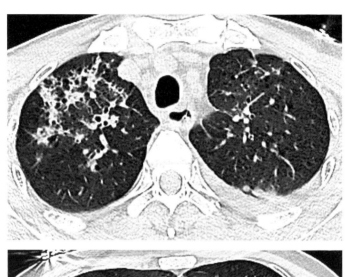

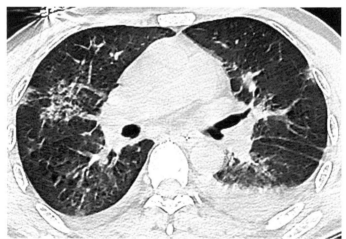

▲ 图 3-94　发病第 20 天复查胸部 CT 图像

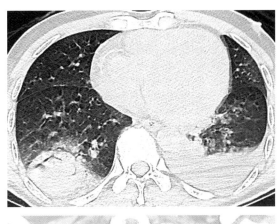

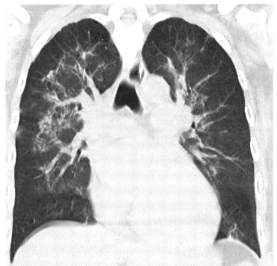

▲ 图 3-94（续） 发病第 20 天复查胸部 CT 图像

◆ 病例 32

患者，男，78 岁，乏力 3 天，发热、喘憋、气促 1 天，最高体温 38.2℃。查体：神清，血压 161mmHg/85mmHg，呼吸 30 次 / 分，血氧饱和度 95.0%，双肺呼吸音粗，闻及散在湿啰音。既往史：高血压 30 余年（最高血压 200mmHg/100mmHg），规律服药控制；6 年前因胃间质瘤行肿瘤切除术 + 横结肠切除术；规律接种 3 针新型冠状病毒疫苗。

【实验室检查】

血常规及生化（发病第 2 天）：白细胞计数 7.63 × 10^9/L（4 × 10^9 ~ 10 × 10^9/L），淋巴细胞计数 0.17 × 10^9/L（1 × 10^9 ~ 3.3 × 10^9/L），中性粒细胞计数 7.20 × 10^9/L（1.8 × 10^9 ~ 6.4 × 10^9/L）；C 反应蛋白（血清）169mg/L（0 ~ 8mg/L）；降钙素原 0.98ng/ml（< 0.05ng/ml）；血浆 D- 二聚体 3.02μg/L（0.01 ~ 0.5μg/L，化学法检测）。

血气分析（发病第 2 天）：氧分压 53.3mmHg（80 ~ 100mmHg），乳酸 1.60mmol/L（0.5 ~ 1.6mmol/L）。

血常规及生化（发病第 5 天）：白细胞计数 4.77 × 10^9/L（4 × 10^9 ~ 10 × 10^9/L），淋巴细胞计数 0.49 × 10^9/L（1 × 10^9 ~ 3.3 × 10^9/L），中性粒细胞计数 4.0 × 10^9/L（1.8 × 10^9 ~ 6.4 × 10^9/L）；C 反应蛋白（血清）80mg/L（0 ~ 8mg/L）；降钙素原 0.14ng/ml（< 0.05ng/ml）；白细胞介素 6 为 66.94pg/ml（< 7pg/ml）；血浆 D- 二聚体 2.82μg/L（0.01 ~

0.5μg/L，化学法检测）。

血常规及生化（发病第 15 天）：白细胞计数 $4.89 \times 10^9/L$（$4 \times 10^9 \sim 10 \times 10^9/L$），淋巴细胞计数 $0.71 \times 10^9/L$（$1 \times 10^9 \sim 3.3 \times 10^9/L$），中性粒细胞计数 $3.63 \times 10^9/L$（$1.8 \times 10^9 \sim 6.4 \times 10^9/L$）；C 反应蛋白（血清）70mg/L（$0 \sim 8mg/L$）；降钙素原 0.93ng/ml（<0.05ng/ml）；白细胞介素 6 为 11.8pg/ml（<7pg/ml）；血浆 D - 二聚体 1.69μg/L（$0.01 \sim 0.5μg/L$，化学法检测）。

【影像学表现】

首次胸部 CT（发病第 2 天）：双肺透过度减低，呈磨玻璃状，支气管周围可见多发团片状磨玻璃影、实变影，边缘模糊，其内可见小叶间隔增厚、充气支气管征；可见双侧胸腔积液（图 3-95）。

复查胸部 CT（发病第 5 天）：双肺磨玻璃密度病灶范围较前缩小，部分密度较前减低；左侧胸腔积液较前增多，左肺下叶实变（图 3-96）。

复查胸部 CT（发病第 15 天）：双肺病灶较前范围进一步缩小、密度减低；双侧胸腔积液较前增多，双肺下叶实变改变（图 3-97）。

【临床诊疗】

入院后临床诊断："重症肺炎、Ⅰ型呼吸衰竭、高血压 3 级"，给予抗感染平喘，高流量吸氧治疗。患者症状进行性加重，行气管插管并使用呼吸机辅助通气。胸部

CT 检查提示治疗有效，适当俯卧位通气，加用抗炎、抗感染治疗，患者病情好转后出院。

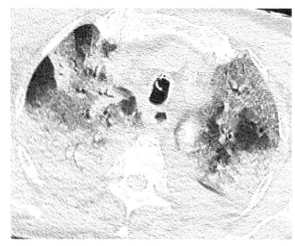

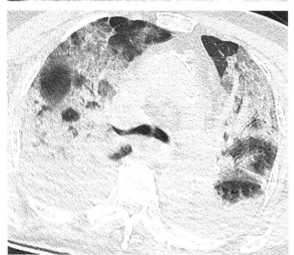

▲ 图 3-95　发病第 2 天首次胸部 CT 图像

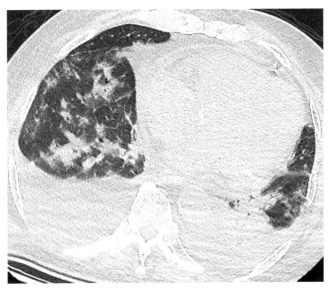

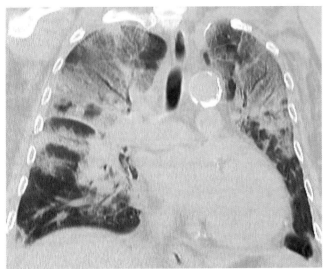

▲ 图 3-95（续）　发病第 2 天首次胸部 CT 图像

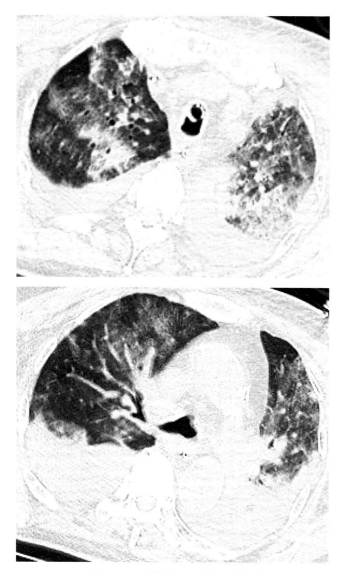

▲ 图 3-96　发病第 5 天复查胸部图像

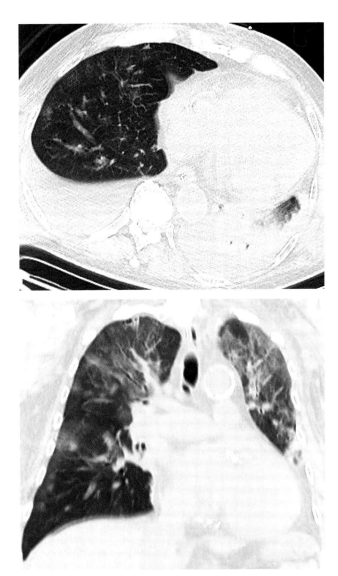

▲ 图 3-96（续）　发病第 5 天复查胸部图像

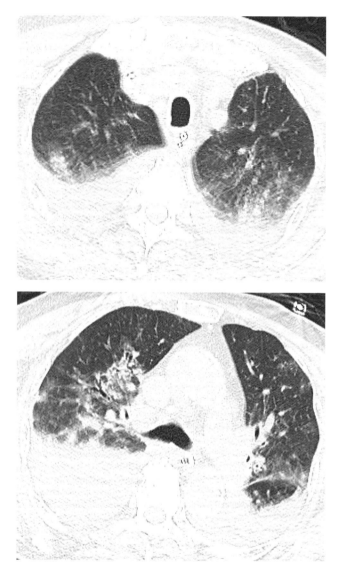

▲ 图 3–97　发病第 15 天复查胸部 CT 图像

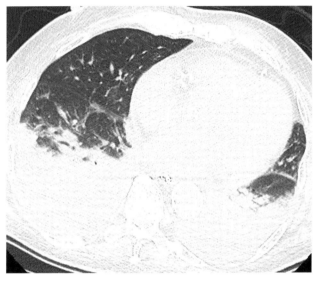

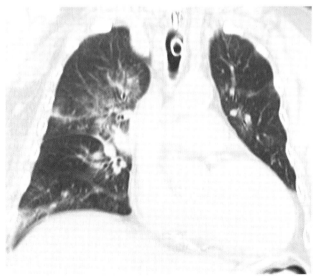

▲ 图 3-97（续）　发病第 15 天复查胸部 CT 图像

◆ 病例 33

患者，男，83 岁，反复发热、咳嗽，呼吸困难，伴咽痛、声音嘶哑 5 天，最高体温 38.5℃。查体：神清，血压 142mmHg/70mmHg，呼吸 20 次 / 分，血氧饱和度 73.0%，双肺呼吸音低，闻及干湿啰音。既往史：高血压 10 余年，冠心病（冠状动脉支架术后）10 余年；脑出血术后 6 年；未接种新型冠状病毒疫苗。

【实验室检查】

血常规及生化（发病第 5 天）：白细胞计数 15.58×10⁹/L（4×10⁹～10×10⁹/L），淋巴细胞计数 0.67×10⁹/L（1×10⁹～3.3×10⁹/L），中性粒细胞计数 13.75×10⁹/L（1.8×10⁹～6.4×10⁹/L）；C 反应蛋白（血清）184mg/L（0～8mg/L）；降钙素原 0.35ng/ml（＜0.05ng/ml）；血浆 D - 二聚体 0.81μg/L（0.01～0.5μg/L，化学法检测）；白细胞介素 6 为 8.29pg/ml（＜7pg/ml）。

血常规及生化（发病第 15 天）：白细胞计数 9.56×10⁹/L（4×10⁹～10×10⁹/L），淋巴细胞计数 0.25×10⁹/L（1×10⁹～3.3×10⁹/L），中性粒细胞计数 9.11×10⁹/L（1.8×10⁹～6.4×10⁹/L);C 反应蛋白（血清）8mg/L（0～8mg/L）；降钙素原 0.38ng/ml（＜0.05ng/ml）；血浆 D - 二聚体 20μg/L（0.01～0.5μg/L，化学法检测）。

【影像学表现】

首次胸部 CT（发病第 5 天）：双肺支气管周围可见多发团片状磨玻璃影、实变影，边缘模糊，其内可见小叶间隔增厚及充气支气管征（图 3-98）。

复查胸部 CT（发病第 15 天）：双肺病灶较前明显范围缩小、密度减低；右侧胸腔见少量积液（图 3-99）。

【临床诊疗】

入院后临床诊断："新型冠状病毒感染"，给予面罩吸氧、抗炎、抗感染、抗病毒（予奈玛特韦片/利托那韦片）及人免疫球蛋白治疗。由于患者症状加重，行气管插管并使用呼吸机辅助通气。发病第 15 天，患者大面积脑梗死伴渗血。发病第 21 天，患者炎症指标明显增高，代谢性酸中毒，少尿，凝血功能障碍，血压进行性降低，突发心率、血压下降，最终抢救无效死亡。

◆ 病例 34

患者，女，85 岁，咳嗽 8 天，间断发热，最高体温 39.8℃。查体：神清，血压 78/34mmHg，呼吸 34 次/分，血氧饱和度 35.0%，双肺呼吸音粗，可闻及干湿啰音。既往史：高血压 4 年；接种 2 针新型冠状病毒疫苗。

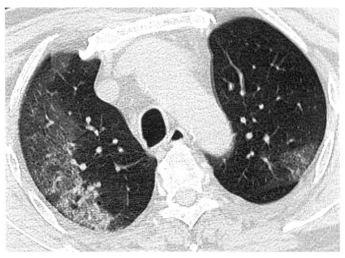

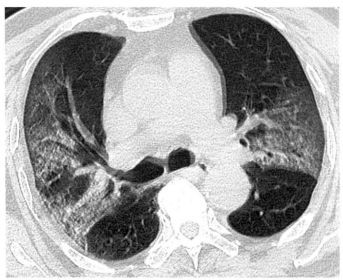

▲ 图 3-98　发病第 5 天首次胸部 CT 图像

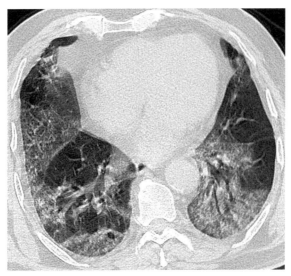

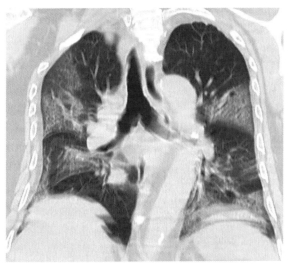

▲ 图 3-98（续）　发病第 5 天首次胸部 CT 图像

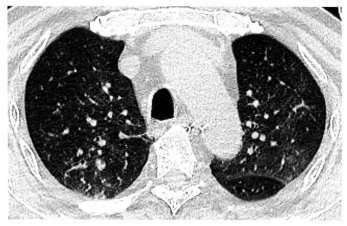

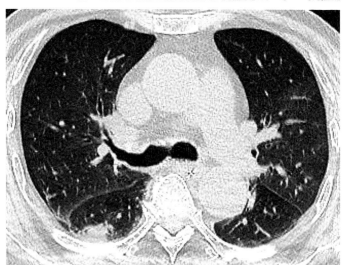

▲ 图 3-99　发病第 15 天复查胸部 CT 图像

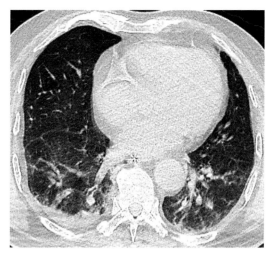

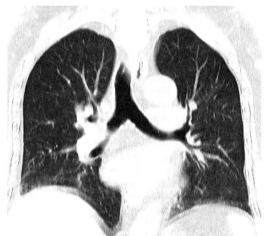

▲ 图 3-99（续）　发病第 15 天复查胸部 CT 图像

【实验室检查】

血常规及生化（发病第 8 天）：白细胞计数 24.86×10^9/L（4×10^9～10×10^9/L），淋巴细胞计数 0.32×10^9/L（1×10^9～3.3×10^9/L），中性粒细胞计数 24.24×10^9/L（1.8×10^9～6.4×10^9/L）；血浆 D - 二聚体 2.29μg/L（0.01～0.5μg/L，化学法检测）；降钙素原 18.15ng/ml（＜0.05ng/ml）。

心肌标志物（发病第 7 天，化学发光法检测）：B 型钠尿肽 2596.0pg/ml（0～450pg/ml）。

血常规及生化（发病第 9 天）：白细胞计数 14.82×10^9/L（4×10^9～10×10^9/L），淋巴细胞计数 0.40×10^9/L（1×10^9～3.3×10^9/L），中性粒细胞计数 13.96×10^9/L（1.8×10^9～6.4×10^9/L）；C 反应蛋白（血清）160mg/L（0～8mg/L）；降钙素原 5.74ng/ml（＜0.05ng/ml）；血浆 D - 二聚体 2.81μg/L（0.01～0.5μg/L，化学法检测）。

血常规及生化（发病第 12 天）：白细胞计数 7.69×10^9/L（4×10^9～10×10^9/L），淋巴细胞计数 0.21×10^9/L（1×10^9～3.3×10^9/L），中性粒细胞计数 7.15×10^9/L（1.8×10^9～6.4×10^9/L）;C 反应蛋白(血清)36mg/L(0～8mg/L)；降钙素原 1.45ng/ml（＜0.05ng/ml）；血浆 D - 二聚体 3.60μg/L（0.01～0.5μg/L，化学法检测）。

血常规及生化（发病第 18 天）：白细胞计数 14.46×10^9/L（4×10^9～10×10^9/L），淋巴细胞计数 0.40×10^9/L（1×10^9～3.3×10^9/L），中性粒细胞计数 13.69×10^9/L（1.8×

$10^9 \sim 6.4 \times 10^9$/L）；降钙素原 1.74ng/ml（＜0.05ng/ml）；白细胞介素 6 为 98.18pg/ml（＜7pg/ml）；血浆 D - 二聚体 8.88μg/L（0.01～0.5μg/L，化学法检测）。

【影像学表现】

首次胸部 CT（发病第 8 天）：双肺支气管周围、胸膜下可见多发片状磨玻璃影，其内可见支气管气象，小叶间隔增厚，呈网格状改变（图 3–100）。

首次床旁胸片（发病第 9 天）：双肺野透过度减低，双肺纹理增多紊乱，见多发斑片状密度增高影，边界不清，密度不均匀（图 3–101）。

复查床旁胸片（发病第 13 天）：双肺病变较前增多（图 3–102）。

复查床旁胸片（发病第 19 天）：双肺病变较前进一步增多，肺野透过度减低（图 3–103）。

【临床诊疗】

患者入院后病情危重，出现低氧血症，行气管插管并使用呼吸机辅助通气，并给予抗感染，化痰，静脉输注丙球治疗。由于患者持续重症感染消耗状态，给予输注白蛋白支持治疗。发病第 25 天，患者感染性休克合并急性肾衰竭，家属要求出院。

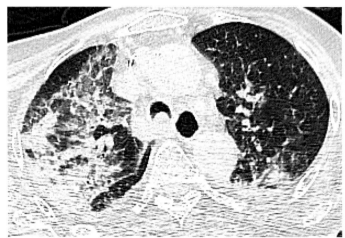

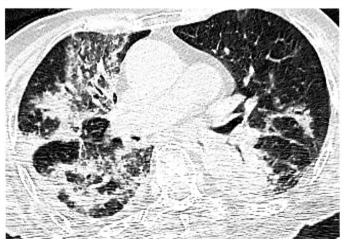

▲ 图 3–100　发病第 8 天首次胸部 CT 图像

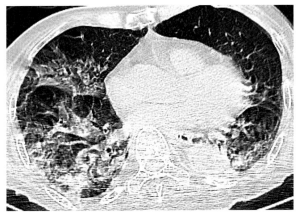

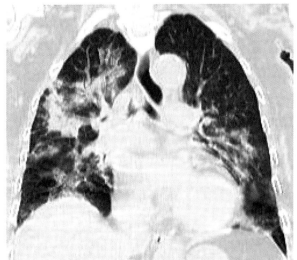

▲ 图 3–100（续） 发病第 8 天首次胸部 CT 图像

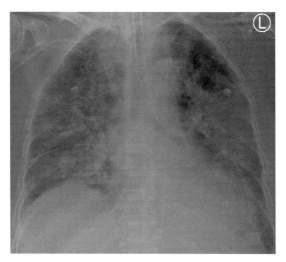

▲ 图 3-101　发病第 9 天首次床旁胸片图像

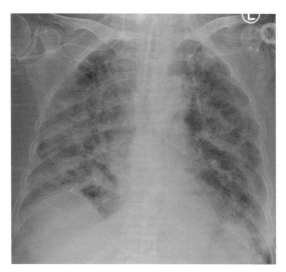

▲ 图 3-102　发病第 13 天复查床旁胸片图像

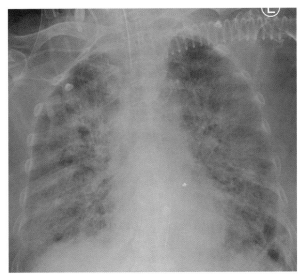

▲ 图 3–103　发病第 19 天复查床旁胸片图像

◆ 病例 35

患者，男，83 岁，发热 7 天，伴咳嗽、咳痰，气促胸闷 2 天，最高体温 39℃。查体：双肺呼吸音粗，偶可闻及少许哮鸣音及痰鸣音。既往史：糖尿病 6 年，帕金森病 5 年；未接种新型冠状病毒疫苗。

【实验室检查】

血常规（发病第 5 天）：白细胞计数 6.33×10^9/L（$4 \times 10^9 \sim 10 \times 10^9$/L），淋巴细胞计数 0.52×10^9/L（$1 \times 10^9 \sim 3.3 \times 10^9$/L），中性粒细胞计数 5.45×10^9/L（$1.8 \times 10^9 \sim 6.4 \times 10^9$/L）。

心肌标志物（发病第 5 天，化学发光法检测）：肌红蛋白 266ng/L（23～122ng/L），乳酸脱氢酶 576U/L（109～245U/L）。

血氧饱和度（发病第 5 天）：79.4%。

血常规及生化（发病第 9 天）：白细胞计数 11.03×10^9/L（4×10^9～10×10^9/L），淋巴细胞计数 0.57×10^9/L（1×10^9～3.3×10^9/L），中性粒细胞计数 10.09×10^9/L（1.8×10^9～6.4×10^9/L）；C 反应蛋白（血清）67mg/L（0～8mg/L）；降钙素原 0.21ng/ml（<0.05ng/ml）；血浆 D－二聚体 20mg/L（0.01～0.5mg/L，化学法检测）；白蛋白 34.52g/L（35～55g/L，溴甲酚绿法）；球蛋白 29.15g/L（25～35g/L）；白蛋白/球蛋白比值 1.18（1.5～2.5）。

心肌标志物（发病第 9 天，电化学发光法检测）：肌红蛋白 508ng/ml（28～72ng/ml），肌钙蛋白 359ng/L（0～14ng/L），B 型钠尿肽 3459.0pg/ml（0～125pg/ml）。

新型冠状病毒核酸检测（发病第 9 天）：阳性。

血氧饱和度（发病第 9 天）：80.1%。

【影像学表现】

首次胸部 CT（发病第 5 天）：双肺弥漫大片状磨玻璃影，其内小叶间隔增厚，可见空气支气管征；心包内可见少量液体密度影（图 3-104）。

首次床旁胸片（发病第 9 天）：双肺透过度减低，双肺可见大片密度增高影，以右肺为著（图 3-105）。

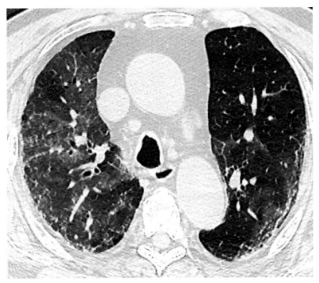

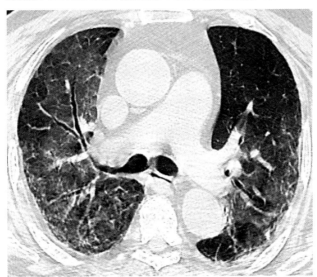

▲ 图 3-104　发病第 5 天首次胸部 CT 图像

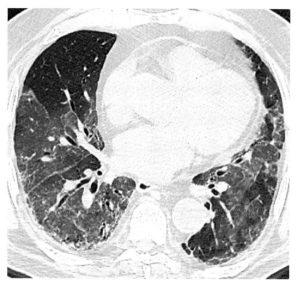

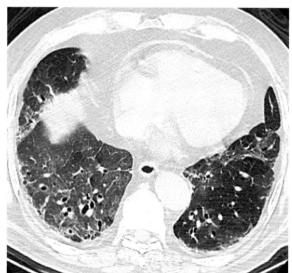

▲ 图 3-104（续） 发病第 5 天首次胸部 CT 图像

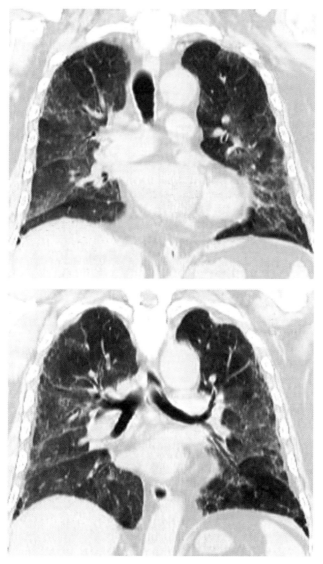

▲ 图 3–104（续） 发病第 5 天首次胸部 CT 图像

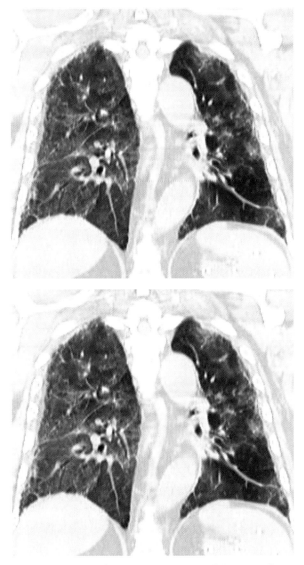

▲ 图 3-104（续） 发病第 5 天首次胸部 CT 图像

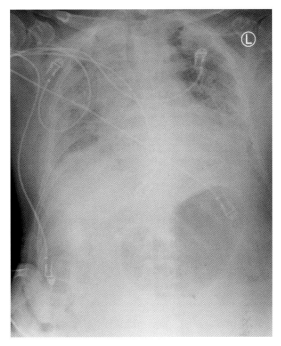

▲ 图 3-105 发病第 9 天复查床旁胸片图像

【临床诊疗】

入院后临床诊断："病毒性肺炎、糖尿病"，给予补液，头孢曲松钠、左氧氟沙星抗感染，甲泼尼龙抗炎、多索茶碱平喘，氨溴索化痰，低分子肝素抗凝等对症支持治疗。期间患者血糖 28.58mmol/L，考虑与类固醇应用相关，加用胰岛素泵；病情无好转，心功能持续恶化，加用布美他尼利尿治疗。发病第 13 天，患者血氧、心率进行性下降，家属拒绝有创抢救，最终患者死亡。

◆ 病例 36

患者，男，93 岁，发热、咳嗽、咳痰 1 周，呼吸困难 2 天，最高体温 38.3℃。查体：神清，精神差，血压 98mmHg/57mmHg，呼吸 25 次 / 分，血氧饱和度 87.0%，双肺呼吸音粗，可闻及湿啰音。既往史：重症肌无力 30 余年；未接种新型冠状病毒疫苗。

【实验室检查】

血常规及生化（发病第 7 天）：白细胞计数 9.72 × 10^9/L（4 × 10^9 ～ 10 × 10^9/L），淋巴细胞计数 0.84 × 10^9/L（1 × 10^9 ～ 3.3 × 10^9/L），中性粒细胞计数 8.32 × 10^9/L（1.8 × 10^9 ～ 6.4 × 10^9/L）。

心肌标志物（发病第 7 天，化学发光法检测）：肌红蛋白 276ng/ml（23 ～ 122ng/ml），B 型钠尿肽 2001.0pg/ml（0 ～ 450pg/ml），肌酸激酶同工酶 2.81U/L（0 ～ 4.99U/L），肌钙蛋白 I 为 0.151ng/ml（0 ～ 0.02ng/ml）。

血气分析（发病第 7 天）：血氧饱和度 62.8%，氧分压 41mmHg，二氧化碳分压 25.1mmHg，乳酸 8.2mmol/L。

生化检查（发病第 8 天）：C 反应蛋白（末梢血）75.90mg/L（0 ～ 10mg/L），快侧超敏 C 反应蛋白（静脉血）5mg/L（0 ～ 1mg/L），降钙原 0.17ng/ml（0 ～ 0.5ng/ml），血浆 D- 二聚体 1.03mg/L（0 ～ 0.5mg/L，化学发光法检测）。

血气分析（发病第 8 天）：首次检测血氧饱和度 77.9%，氧分压 44.9mmHg，二氧化碳分压 34mmHg，乳酸 3.2mmol/L；第二次检测血氧饱和度 5.7%，氧分压 79.1mmHg，二氧化碳分压 15.6mmHg，乳酸 14.4mmol/L。

【影像学表现】

胸部 CT（发病第 7 天）：双肺上叶及下叶胸膜下可见大片磨玻璃影，边缘模糊，其内支气管充气扩张，叶间裂增厚；呈"白肺"改变（图 3-106）。

【临床诊疗】

入院后患者自感明显胸闷、憋气，给予面罩吸氧，血气分析显示乳酸升高，呼吸衰竭。治疗期间患者神志模糊，血氧饱和度 88.0%，后呼之不应，血氧、血压测不出，给予简易呼吸器辅助通气，并进行气管插管、心脏按压等抢救措施，但患者最终抢救无效死亡。

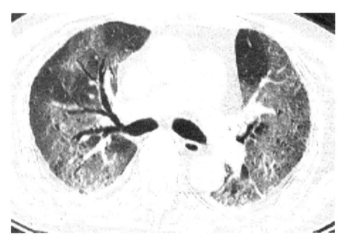

▲ 图 3-106　发病第 7 天胸部 CT 图像

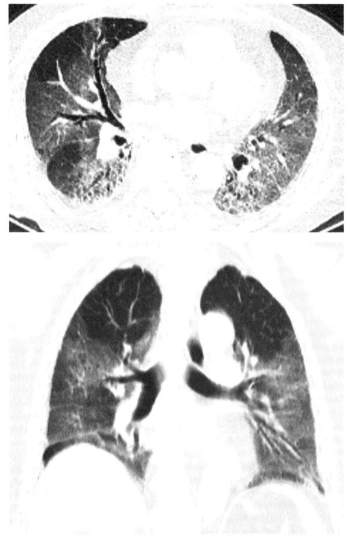

▲ 图 3-106（续） 发病第 7 天胸部 CT 图像

◆ 病例 37

患者，男，83 岁，间断发热 14 天、咳嗽、胸闷、呼吸困难 1 周，最高体温 39.2℃。自测新型冠状病毒核酸检测阳性。查体：神志欠清，精神差，心率 80 次 / 分，血压 130mmHg/90mmHg，呼吸 20 次 / 分。双肺呼吸音粗，双下肺可闻及湿啰音。既往史：肺气肿、高血压（极高危）病史 10 余年。未接种新型冠状病毒疫苗。

【实验室检查】

血常规及生化（发病第 14 天）：白细胞计数 22.34×10^9/L（4×10^9～10×10^9/L），淋巴细胞计数 0.58×10^9/L（1×10^9～3.3×10^9/L），中性粒细胞计数 20.84×10^9/L（1.8×10^9～6.4×10^9/L）；白细胞介素 6 为 8.08pg/ml（<7.0pg/ml）；降钙素原 0.27ng/ml（<0.05ng/ml）；血浆 D-二聚体 4.26μg/ml（0.01～0.5μg/ml，化学法检测）。

心肌标志物（发病第 14 天，电化学发光法检测）：肌钙蛋白 36ng/L（0～14ng/L），肌红蛋白 284ng/ml（28～72ng/ml），肌酸激酶同工酶 10ng/ml（0～6.22ng/L），B 型钠尿肽 2824.0pg/ml（0～125pg/ml）。

氧饱和度（发病第 14 天）：81.2%。

血常规及生化（发病第 18 天）：白细胞计数 13.55×10^9/L（4×10^9～10×10^9/L），淋巴细胞计数 0.99×10^9/L（1×10^9～3.3×10^9/L），中性粒细胞计数 11.92×10^9/L（1.8×10^9～6.4×10^9/L）；C 反应蛋白（血清）17mg/L（0～8mg/L）；

血浆 D－二聚体 3.74μg/ml（0.01～0.5μg/ml，化学法检测）。

血常规及生化（发病第 27 天）：白细胞计数 18.93×10^9/L（4×10^9～10×10^9/L），淋巴细胞计数 0.58×10^9/L（1×10^9～3.3×10^9/L），中性粒细胞计数 17.57×10^9/L（1.8×10^9～6.4×10^9/L）；C 反应蛋白（血清）34mg/L（0～8mg/L）；白细胞介素 6 为 57.37pg/ml（＜7.0pg/ml）；降钙素原 0.83ng/ml（＜0.05ng/ml）；血浆 D－二聚体 2.00μg/ml（0.01～0.5μg/ml，化学法检测）。

心肌标志物（发病第 27 天，电化学发光法检测）：肌钙蛋白 137ng/L（0～14ng/L），肌红蛋白 132ng/ml（28～72ng/ml），肌酸激酶同工酶 10ng/ml（0～6.22ng/L），B 型钠尿肽 3506.0pg/ml（0～125pg/ml）。

【影像学表现】

首次胸部 CT（发病第 14 天）：双肺多发片状磨玻璃影，以双肺下叶为著，其内小叶内间质增厚，部分病灶实变。双肺弥漫多发大小不等含气囊泡影（图 3-107）。

首次床旁胸片（发病第 18 天）：双肺多发片状、斑片状密度增高影，以双肺中下野为著，其内可见网格样改变。双肺上野透过度增高（图 3-108）。

【临床诊疗】

入院后给予激素、口服降压药等对症治疗。由于患者出现呼吸困难，给予高流量吸氧及间断无创呼吸机辅助通气，血氧饱和度可维持在 92.0%～95.0%。发病第 27

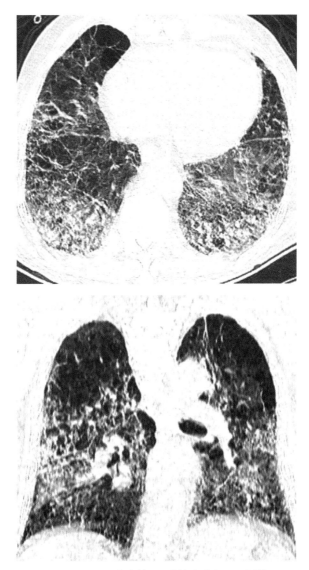

▲ 图 3-107　发病第 14 天首次胸部 CT 图像

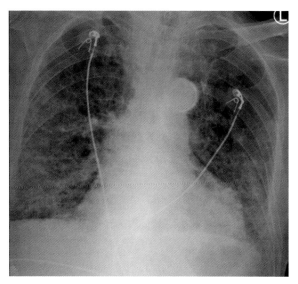

▲ 图 3-108　发病第 18 天首次床旁胸片图像

天，患者反应较前迟钝，呼吸困难症状同前，血氧饱和度 89.0%～93.0%，家属拒绝气管插管，后患者呼之不应，血氧饱和度低至 68.0%，家属拒绝有创抢救，最终患者死亡。

◆ 病例 38

患者，男，75 岁，间断发热 14 天，咳嗽、咳痰 7 天，加重伴喘息 1 天。体温 36.2℃，心率 123 次 / 分，血压 114mmHg/57mmHg，呼吸 21 次 / 分。查体：神清，精神差，双肺呼吸音粗，双肺可闻及干湿啰音，右下肢轻度水肿，左下肢为假肢。新型冠状病毒核酸检测阳性。既往史：糖尿病、左腿截肢术后；未接种新型冠状病毒疫苗。

【实验室检查】

血常规及生化（发病第 14 天）：白细胞计数 $6.86 \times 10^9/L$（$4 \times 10^9 \sim 10 \times 10^9/L$），淋巴细胞计数 $0.58 \times 10^9/L$（$1 \times 10^9 \sim 3.3 \times 10^9/L$），中性粒细胞计数 $5.83 \times 10^9/L$（$1.8 \times 10^9 \sim 6.4 \times 10^9/L$）；C 反应蛋白（末梢血）91.30mg/L（0～10mg/L）。

血氧饱和度（发病第 14 天）：52.4%。

【影像学表现】

首次胸部 CT（发病第 14 天）：双肺多发片状、斑片状密度增高影，其内小叶内间质增厚，部分病灶实变；双肺弥漫多发大小不等含气囊泡影。左肺下叶基底段可见一不规则厚壁空洞，内壁不光滑呈结节样，纵隔及肺门多发增大淋巴结。心脏未见增大，可见双侧少量胸腔积液及心包积液（图 3-109）。

【临床诊疗】

患者高龄，病情危重，急诊科建议留院输液观察治疗，入院后 9h 患者输液过程中坐起后突发昏迷伴呼吸衰竭，立即胸外按压及相关抢救治疗，家属拒绝有创抢救，最终患者死亡。

◆ 病例 39

患者，男，67 岁，痰中带血 22 年，加重伴气短、发热 10 天，最高体温 38.4℃，3 天前出现双下肢无力，后发生晕厥，2～3min 自行转醒。自测新型冠状病毒核酸检测阳性。

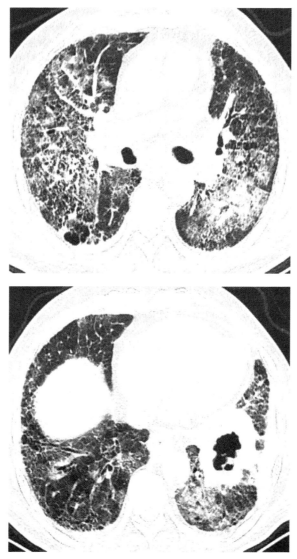

▲ 图 3–109　发病第 14 天首次胸部 CT 图像

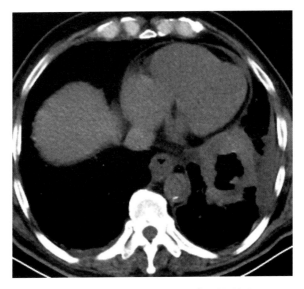

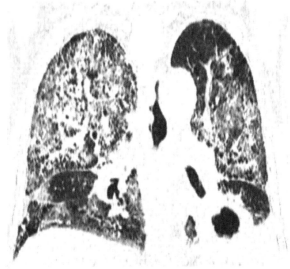

▲ 图 3-109（续）　发病第 14 天首次胸部 CT 图像

查体：神清，心率 88 次 / 分，血压 120mmHg/77mmHg，呼吸 20 次 / 分，双肺呼吸音粗，未闻及干湿啰音。既往史：肺间质纤维化、支气管扩张症、肺结核 7 年；未接种新型冠状病毒疫苗。

【实验室检查】

血常规及生化（发病第 10 天）：白细胞计数 6.84×10⁹/L（4×10⁹～10×10⁹/L），淋巴细胞计数 1.02×10⁹/L（1×10⁹～3.3×10⁹/L），中性粒细胞计数 5.32×10⁹/L（1.8×10⁹～6.4×10⁹/L），C 反应蛋白（末梢血）102.40mg/L（0～10mg/L）。

血常规（发病第 19 天）：C 反应蛋白（血清）210mg/L（0～8mg/L）；降钙素原 2.98ng/ml（＜0.05ng/ml）。

血氧饱和度（发病第 19 天）：96.6%。

血常规及生化（发病第 24 天）：白细胞计数 6.95×10⁹/L（4×10⁹～10×10⁹/L），淋巴细胞计数 0.44×10⁹/L（1×10⁹～3.3×10⁹/L），中性粒细胞计数 6.07×10⁹/L（1.8×10⁹～6.4×10⁹/L）；C 反应蛋白（血清）168mg/L（0～8mg/L）；降钙素原 0.35ng/ml（＜0.05ng/ml）。

血氧饱和度（发病第 24 天）：81.4%。

【影像学表现】

首次胸部 CT（发病第 10 天）：双肺支气管稍扩张，双肺多发大小不等含气囊泡影，局部呈蜂窝状，以右肺上叶、下叶为著，双肺胸膜下可见多发斑片状磨玻璃影，其内小叶内间质增厚（图 3-110）。

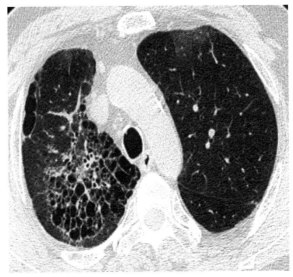

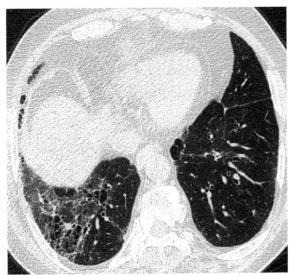

▲ 图 3-110　发病第 10 天首次胸部 CT 图像

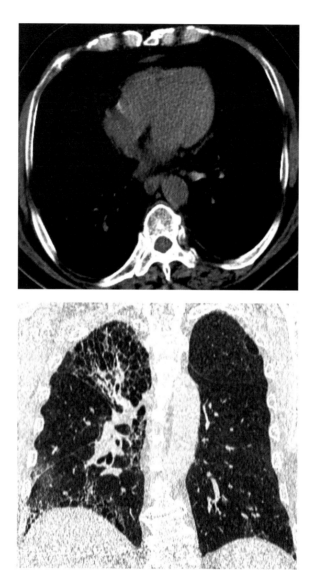

▲ 图 3-110（续） 发病第 10 天首次胸部 CT 图像

首次床旁胸片（发病第 18 天）：双肺弥漫多发片状、斑片状模糊影，右肺中野外带病灶密度较高（图 3-111）。

复查床旁胸片（发病第 20 天）：右肺多发斑片状模糊影密度较前稍增高，左肺多发模糊影大致同前（图 3-112）。

复查床旁胸片（发病第 21 天）：右肺中野高密度影范围较前扩大，左肺改变大致同前；双侧肋膈角模糊（图 3-113）。

复查床旁胸片（发病第 24 天）：右肺中野片状密度增高影实变，左肺呈弥漫片状模糊影，密度较前增高，其内可见多发斑片状实变影；双侧肋膈角模糊（图 3-114）。

【临床诊疗】

入院后给予抗病毒、抗感染治疗。发病第 19 天，患者心脏骤停，呈昏睡状态，立即心肺复苏，10min 后患者血压、心率恢复，患者血氧饱和度 96.0%。给予奈玛特韦 / 利托那韦抗病毒治疗，比阿培南联合莫西沙星抗感染治疗。发病第 22 天，行气管插管并使用呼吸机辅助通气，吸入氧浓度 65%，患者血氧饱和度 84.1%，血气分析提示 I 型呼吸衰竭，继续抗病毒及支持治疗。发病第 25 天，患者突发血压下降，血压 61mmHg/41mmHg，心率 101 次 / 分，呼吸 26 次 / 分，血氧饱和度 61.0%，疾病进展迅速，经抢救无效死亡。

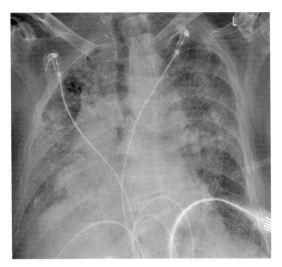

▲ 图 3–111　发病第 18 天首次床旁胸片图像

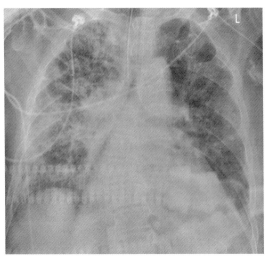

▲ 图 3–112　发病第 20 天复查床旁胸片图像

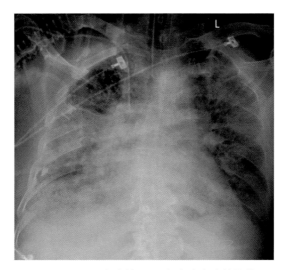

▲ 图 3-113　发病第 21 天复查床旁胸片图像

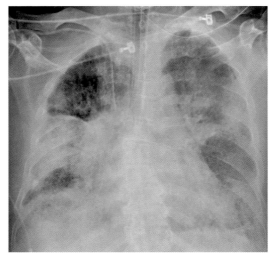

▲ 图 3-114　发病第 24 天复查床旁胸片

◆ 病例 40

患者，男，69 岁，发热、腹泻，伴食欲不振 1 周，最高体温 39.2℃。自测新型冠状病毒核酸检测阳性。查体：神清，心率 141 次 / 分，血压 141mmHg/95mmHg，呼吸 20 次 / 分，双肺呼吸音粗。既往史：消化道出血、肺癌 9 年；未接种新型冠状病毒疫苗。

【实验室检查】

血常规及生化（发病第 7 天）：白细胞计数 $10.28 \times 10^9/L$（$4 \times 10^9 \sim 10 \times 10^9/L$），淋巴细胞计数 $0.77 \times 10^9/L$（$1 \times 10^9 \sim 3.3 \times 10^9/L$），中性粒细胞计数 $8.92 \times 10^9/L$（$1.8 \times 10^9 \sim 6.4 \times 10^9/L$）；C 反应蛋白（末梢血）38.2mg/L（$0 \sim 10mg/L$）；血浆 D - 二聚体 0.9mg/L（$0 \sim 0.5mg/L$，化学发光法检测）。

血氧饱和度（发病第 7 天）：54.3%。

【影像学表现】

首次胸部 CT（发病第 7 天）：右肺上叶软组织密度肿块，其内支气管截断；左肺上叶、右肺中叶及双肺下叶弥漫片状模糊影，其内小叶内间质增厚。双侧胸腔少量积液；双肺多发大小不等含气囊泡影，局部呈蜂窝状（图 3-115）。

【临床诊疗】

入院后给予抗病毒、抗感染、抗炎治疗。患者气促、憋喘进行性加重，行气管插管并使用呼吸机辅助通气。发病第 8 天，患者意识丧失、深昏迷，大动脉搏动触不到，心音听不到，家属拒绝有创抢救，最终患者死亡。

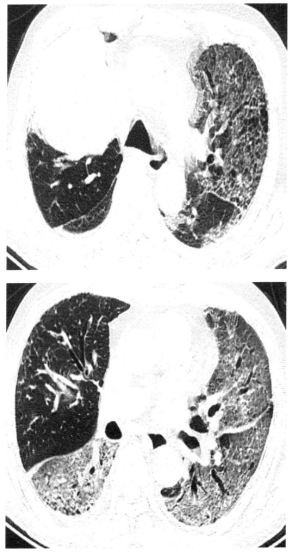

▲ 图 3-115　发病第 7 天首次胸部 CT 图像

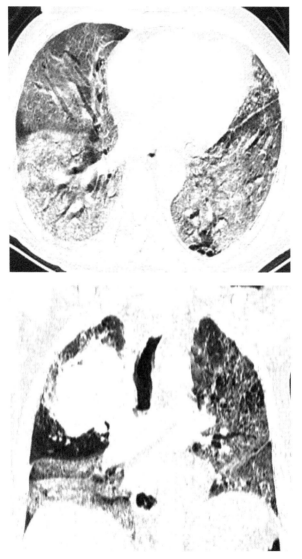

▲ 图 3-115（续） 发病第 7 天首次胸部 CT 图像

◆ 病例 41

患者，男，80 岁，咳嗽、咳痰，伴乏力、喘憋 4 天，无发热。自测新型冠状病毒核酸检测阳性。查体：神清，心率 88 次 / 分，血压 135mmHg/80mmHg，呼吸 21 次 / 分，呼吸音清，饮食睡眠可，二便正常，体重无明显变化。既往史：特发性肺间质纤维化 10 年，糖尿病 15 年，冠状动脉支架植入术后；未接种新型冠状病毒疫苗。

【实验室检查】

血常规及生化（发病第 4 天）：白细胞计数 4.58×10^9/L（$4 \times 10^9 \sim 10 \times 10^9$/L），淋巴细胞计数 0.65×10^9/L（$1 \times 10^9 \sim 3.3 \times 10^9$/L），中性粒细胞计数 3.68×10^9/L（$1.8 \times 10^9 \sim 6.4 \times 10^9$/L）;C 反应蛋白(血清)74mg/L（0～8mg/L）。

血氧饱和度（发病第 4 天）：92.4%。

血常规及生化(发病第 12 天)：白细胞计数 9.46×10^9/L（$4 \times 10^9 \sim 10 \times 10^9$/L），淋巴细胞计数 0.65×10^9/L（$1 \times 10^9 \sim 3.3 \times 10^9$/L），中性粒细胞计数 8.42×10^9/L（$1.8 \times 10^9 \sim 6.4 \times 10^9$/L）;C 反应蛋白（血清）29mg/L（0～8mg/L）；白细胞介素 6 为 21.12pg/ml（＜7.0pg/ml）；降钙素原 0.17ng/ml（＜0.05ng/ml）；血浆 D－二聚体 6.78μg/ml（0.01～0.5μg/ml，化学法检测）；白蛋白 25.91g/L（35～55g/L，溴甲酚绿法）。

【影像学表现】

首次胸部 CT（发病第 4 天）：双肺胸膜下弥漫多发片状磨玻璃影伴小斑片状实变影，可见小叶内间隔增厚，双肺弥漫多发大小不等含气囊腔，部分呈蜂窝状。右肺尖肺大疱；双侧胸腔少量积液，心包少量积液（图 3-116）。

首次床旁胸片（发病第 11 天）：右侧气胸、胸腔闭式引流术后改变，双肺弥漫多发片状、斑片状密度增高影；双侧肋膈角钝（图 3-117）。

复查床旁胸片（发病第 12 天）：双肺弥漫多发片状、斑片状密度增高影范围大致同前，双肺部分病灶密度较前增高；右侧气胸并胸腔闭式引流术后，双侧肋膈角钝（图 3-118）。

复查床旁胸片（发病第 13 天）：双肺弥漫多发片状、斑片状密度增高影范围、密度大致同前；右侧气胸并胸腔闭式引流术后，左侧肋膈角钝，右肋膈角锐利（图 3-119）。

【临床诊疗】

患者入院后无发热，仍有胸闷憋气症状，经鼻高流量吸氧状态下氧合指数 148mmHg，给予奈玛特韦/利托那韦抗病毒治疗，并以特治星联合左氧氟沙星抗感染。由于患者血糖较高，给予胰岛素泵入控制血糖；并以输注人血白蛋白治疗患者的低蛋白血症。发病第 11 天，患者右侧气胸，行胸腔闭式引流，并行气管插管，使用呼吸机辅助通气。发病第 13 天，患者血氧饱和度下降至 77.0%，血压 70mmHg/48mmHg，心率＞150 次/分，给予去甲肾上腺素泵入升压后血压仍持续下降，给予多巴胺静推，艾司洛尔控制心率，最终患者抢救无效死亡。

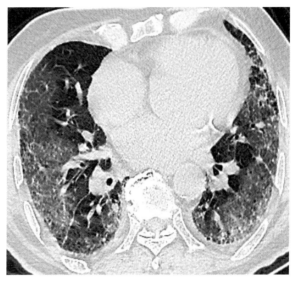

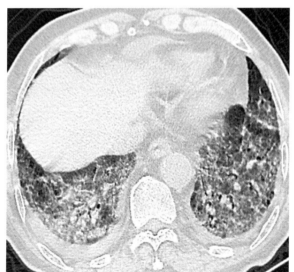

▲ 图 3-116　发病第 4 天首次胸部 CT 图像

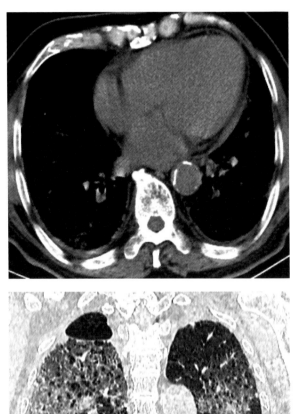

▲ 图 3-116（续） 发病第 4 天首次胸部 CT 图像

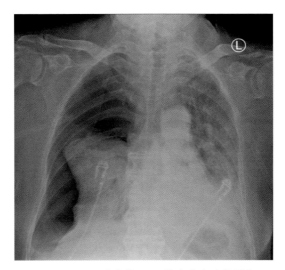

▲ 图 3-117　发病第 11 天首次床旁胸片图像

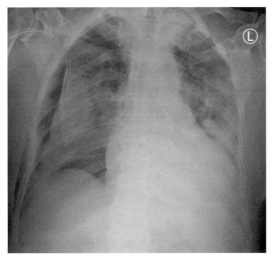

▲ 图 3-118　发病第 12 天复查床旁胸片图像

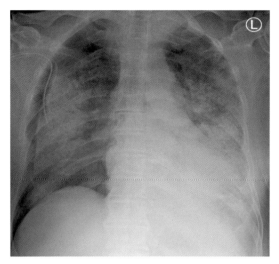

▲ 图 3-119　发病第 13 天复查床旁胸片图像

◆ 病例 42

　　患者，男，74 岁，肺癌术后 11 年，确诊右肺癌骨转移、肝转移 1 个月余，发热 10 天，最高体温 39℃。自测新型冠状病毒核糖核酸检测阳性。查体：神清，心率 89 次 / 分，血压 137mmHg/82mmHg，呼吸音清，未闻及干湿啰音。既往史：右肺浸润性腺癌伴骨转移 2 个月余，左肺下叶切除术并纵隔淋巴结清扫术 11 年，腰椎骨水泥治疗 5 个月余；未接种新型冠状病毒疫苗。

　　【实验室检查】

　　血常规（发病第 10 天）：白细胞计数 14.63×10^9/L（$4 \times 10^9 \sim 10 \times 10^9$/L），淋巴细胞计数 0.86×10^9/L（$1 \times$

$10^9 \sim 3.3 \times 10^9/L$），中性粒细胞计数 $12.93 \times 10^9/L$（$1.8 \times 10^9 \sim 6.4 \times 10^9/L$）。

血常规（发病第 11 天）：白细胞计数 $24.05 \times 10^9/L$（$4 \times 10^9 \sim 10 \times 10^9/L$），淋巴细胞计数 $0.24 \times 10^9/L$（$1 \times 10^9 \sim 3.3 \times 10^9/L$），中性粒细胞计数 $23.30 \times 10^9/L$（$1.8 \times 10^9 \sim 6.4 \times 10^9/L$）。

血常规及生化（发病第 14 天）：白细胞计数 $19.79 \times 10^9/L$（$4 \times 10^9 \sim 10 \times 10^9/L$），淋巴细胞计数 $0.55 \times 10^9/L$（$1 \times 10^9 \sim 3.3 \times 10^9/L$），中性粒细胞计数 $18.98 \times 10^9/L$（$1.8 \times 10^9 \sim 6.4 \times 10^9/L$）；C 反应蛋白（血清）20mg/L（$0 \sim 8$mg/L）；白细胞介素 6 为 4.81pg/ml（<7.0pg/ml）。

血常规及生化（发病第 16 天）：白细胞计数 $18.41 \times 10^9/L$（$4 \times 10^9 \sim 10 \times 10^9/L$），淋巴细胞计数 $0.28 \times 10^9/L$（$1 \times 10^9 \sim 3.3 \times 10^9/L$），中性粒细胞计数 $18.02 \times 10^9/L$（$1.8 \times 10^9 \sim 6.4 \times 10^9/L$）；白细胞介素 6 为 4.08pg/ml（$<7.0$pg/ml）。

【影像学表现】

首次胸部 CT（发病第 10 天）：双肺弥漫多发片状磨玻璃影，可见"马赛克征"，病灶内可见小叶内间隔增厚。双肺胸膜下弥漫多发大小不等含气囊腔，局部呈蜂窝状。右肺下叶背段胸膜下实性结节（病理证实为肺腺癌）。胸椎及双侧肋骨多发骨质破坏，可见软组织密度肿块影。左肺体积减小，呈术后改变。左侧胸腔少量积液。肝内多发斑片状稍低密度影，边界模糊（图 3-120）。

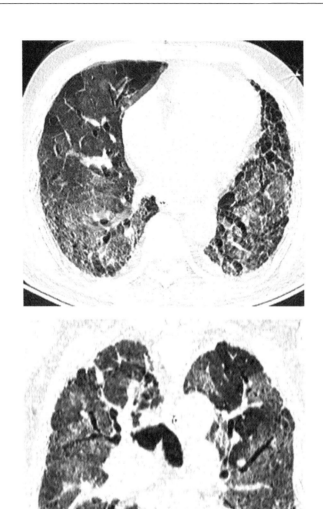

▲ 图 3-120　发病第 10 天首次胸部 CT 图像

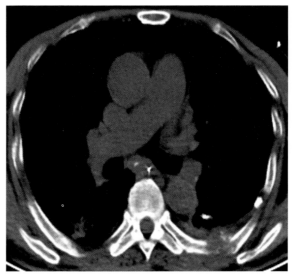

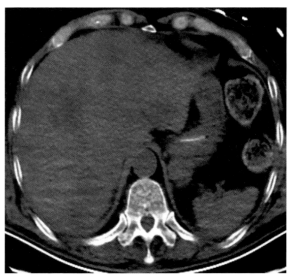

▲ 图 3–120（续）　发病第 10 天首次胸部 CT 图像

首次床旁胸片（发病第 11 天）：双肺透过度减低，双肺弥漫多发片状、斑片状模糊影。双肺可见多发网格状改变。左肺体积小，左侧膈肌上抬（图 3-121）。

复查床旁胸片（发病第 12 天）：双肺弥漫多发片状、斑片状模糊影范围大致同前，部分病灶密度较前增高；左侧肋膈角钝（图 3-122）。

复查胸部 CT（发病第 13 天）：双肺弥漫多发片状磨玻璃影范围较前稍扩大，部分病灶密度较前增高，病灶内小叶内间质增厚程度较前加重（图 3-123）。

复查床旁胸片（发病第 15 天）：双肺透过度较前增高，双肺弥漫多发片状、斑片状模糊影范围大致同前，部分病灶密度较前减低（图 3-124）。

复查胸部 CT（发病第 16 天）：双肺弥漫多发片状磨玻璃影范围大致同前，部分病灶密度较前减低，病灶内小叶内间质增厚程度较前减轻（图 3-125）。

【临床诊疗】

患者右肺癌伴多发骨转移、肝转移，给予阿替利珠单抗治疗，又因患者双肺间质纤维化，持续午后发热，肺泡灌洗培养有真菌感染证据，给予抗病毒、抗感染、抗炎治疗。治疗期间，患者气促、憋喘进行性加重，行气管插管并使用呼吸机辅助通气，通气氧合满意，后患者仍间断发热，最高体温 38.7℃，白细胞明显升高，通气氧合指数在 200mmHg 左右波动，继续应用大剂量激素

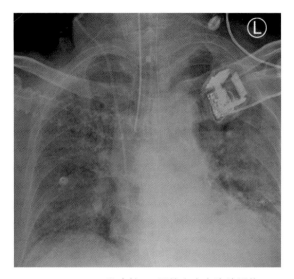

▲ 图 3-121　发病第 11 天首次床旁胸片图像

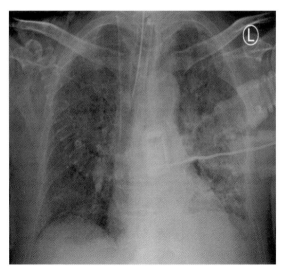

▲ 图 3-122　发病第 12 天复查床旁胸片图像

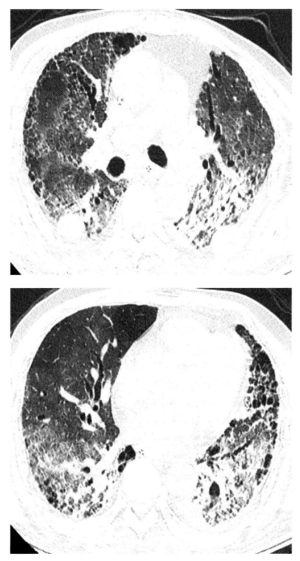

▲ 图 3–123　发病第 13 天复查胸部 CT 图像

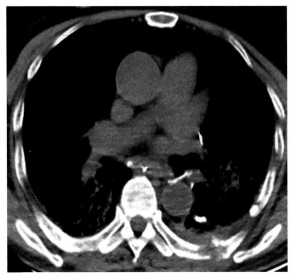

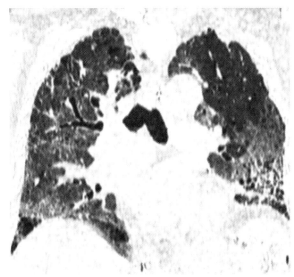

▲ 图 3-123（续）　发病第 13 天复查胸部 CT 图像

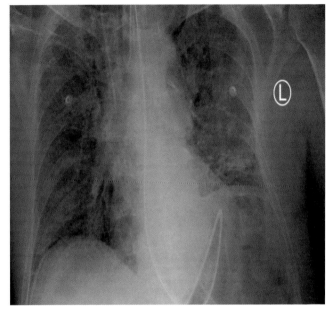

▲ 图 3-124　发病第 15 天复查床旁胸片图像

治疗。发病第 19 天，患者突发血压心率降低，患者家属拒绝胸外按压及电除颤，血压难以维持，心率进行性降低，最终患者死亡。

◆ 病例 43

患者，男，66 岁，咽干不适 10 天，发热、胸闷 7 天，加重伴畏寒、寒战、咳嗽、咳痰 2 天，最高体温 38.2℃。自测血氧饱和度（指脉氧）70.0%。查体：双肺呼吸音粗，右下肺呼吸音低，双肺可闻及散在湿啰音。既往史：糖

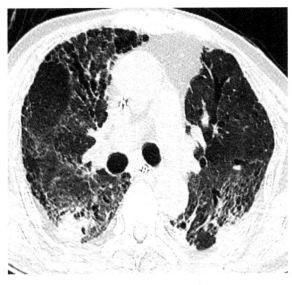

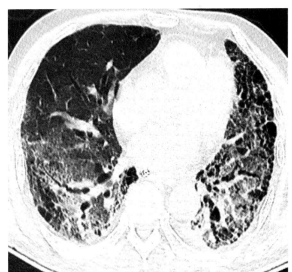

▲ 图 3-125　发病第 16 天复查胸部 CT 图像

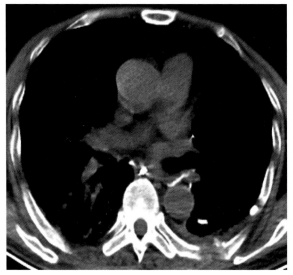

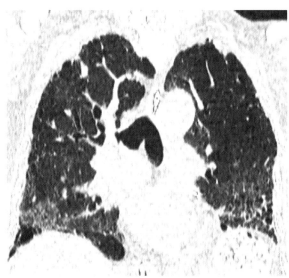

▲ 图 3-125（续） 发病第 16 天复查胸部 CT 图像

尿病 7 年，服用二甲双胍治疗，血糖控制可；再生障碍性贫血 23 年，环孢素 A、西罗莫司治疗。未接种新型冠状病毒疫苗。

【实验室检查】

血常规及生化（发病第 8 天）：白细胞计数 9.66×10^9/L（4×10^9～10×10^9/L），淋巴细胞计数 0.73×10^9/L（1×10^9～3.3×10^9/L），中性粒细胞计数 8.69×10^9/L（1.8×10^9～6.4×10^9/L）；C 反应蛋白（血清）240mg/L（0～8mg/L）；白细胞介素 6 为 101.9pg/ml（＜7.0pg/ml）；血浆 D - 二聚体 1.01mg/L（0.01～0.5mg/L，化学法检测）；白蛋白 32g/L（35～55g/L，溴甲酚绿法）；球蛋白 35.5g/L（25～35g/L）；白蛋白 / 球蛋白比值 0.9（1.5～2.5）。

心肌标志物（发病第 8 天，化学发光法检测）：肌红蛋白 142ng/ml（23～122ng/ml），B 型钠尿肽 480.0pg/ml（0～450pg/ml）。

新型冠状病毒核酸检测（发病第 8 天）：阳性。

血常规及生化（发病第 18 天）：白细胞计数 10.63×10^9/L（4×10^9～10×10^9/L），淋巴细胞计数 0.92×10^9/L（1×10^9～3.3×10^9/L），中性粒细胞计数 9.1×10^9/L（1.8×10^9～6.4×10^9/L）;C 反应蛋白（血清）226mg/L（0～8mg/L）；白细胞介素 6 为 3.16pg/ml（＜7.0pg/ml）；降钙素原 0.36ng/ml（＜0.05ng/ml）；血浆 D - 二聚体 2.3mg/L（0.01～0.5mg/L，化学法检测）；白蛋白 26.44g/L（35～55g/L，溴甲酚绿

法）；球蛋白 28.31g/L（25～35g/L）；白蛋白／球蛋白比值 0.93（1.5～2.5）。

血常规及生化（发病第 22 天）：白细胞计数 8.57×10^9/L（4×10^9～10×10^9/L），淋巴细胞计数 1.3×10^9/L（1×10^9～3.3×10^9/L），中性粒细胞计数 7.06×10^9/L（1.8×10^9～6.4×10^9/L）;C 反应蛋白（血清）34mg/L（0～8mg/L）；白细胞介素 6 为 29.12pg/ml（<7.0pg/ml）；白蛋白 23.76g/L（35～55g/L，溴甲酚绿法）；球蛋白 24.94g/L（25～35g/L）；白蛋白／球蛋白比值 0.95（1.5～2.5）。

新型冠状病毒核酸检测（发病第 22 天）：阳性。

【影像学表现】

首次胸部 CT（发病第 8 天）：双肺胸膜下及支气管周围可见多发斑片状磨玻璃影，部分融合成片，其内小叶间隔增厚。胸腔后部可见弧形液性密度影；心脏稍增大，心包可见少量液体密度影（图 3-126）。

复查胸部 CT（发病第 18 天）：双肺多发弥漫广泛斑片状磨玻璃影，部分融合成片，范围较前增大，肺透过度明显减低。胸腔后部弧形液性密度影较前增多；心脏稍增大，心包液体密度影，较前增多（图 3-127）。

复查胸部 CT（发病第 22 天）：双肺支气管血管束增重，仍可见大片状磨玻璃影、实变影，右肺斑片影较前范围减小，密度减低，左肺病变密度增重；双侧胸腔及心包液性密度影变化不大（图 3-128）。

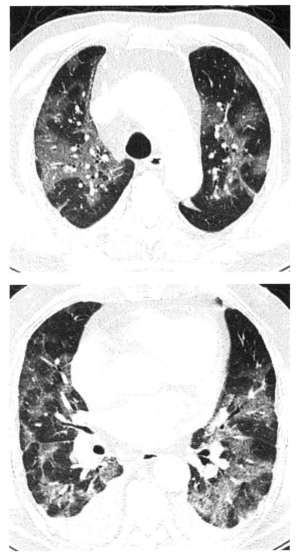

▲ 图 3–126　发病第 8 天首次胸部 CT 图像

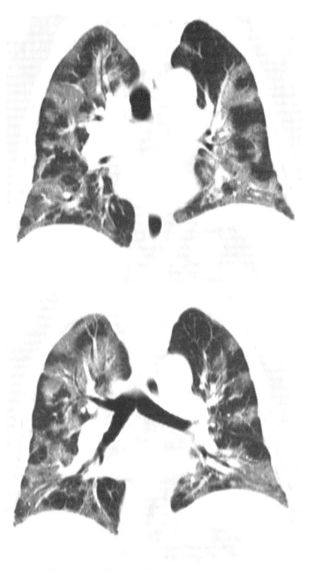

▲ 图 3–126（续） 发病第 8 天首次胸部 CT 图像

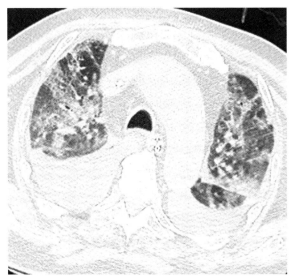

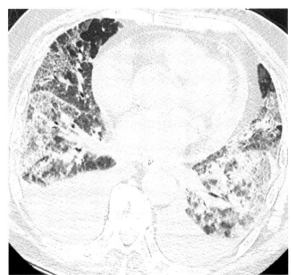

▲ 图 3-127　发病第 18 天复查胸部 CT 图像

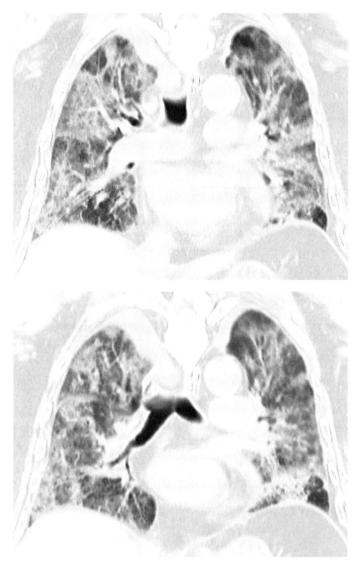

▲ 图 3-127（续） 发病第 18 天复查胸部 CT 图像

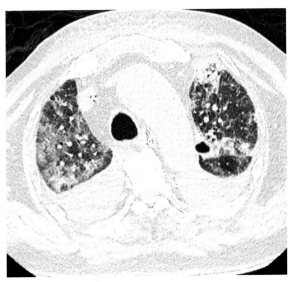

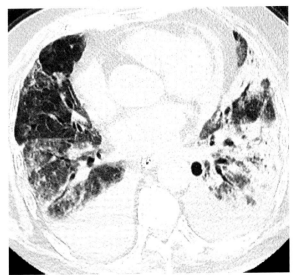

▲ 图 3-128　发病第 22 天复查胸部 CT 图像

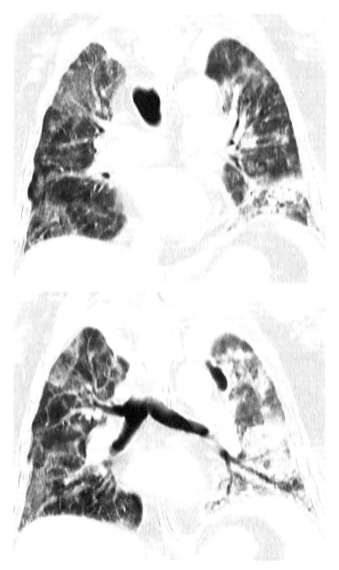

▲ 图 3–128（续） 发病第 22 天复查胸部 CT 图像

【临床诊疗】

入院后临床诊断："病毒性肺炎、糖尿病"，给予头孢曲松抗感染，氨溴索化痰，地塞米松抗炎，低分子肝素抗凝，并行纠正电解质紊乱及高流量吸氧等治疗。治疗后患者仍气促，呼吸 30 次 / 分，吸氧状态下血氧饱和度80.0%～92.0%。行气管插管并使用呼吸机辅助通气，以地塞米松＋巴瑞替尼治疗，患者病情无好转，最终死亡。

◆ 病例 44

患者，男，88 岁，发热伴咳痰、憋喘 4 天。自测新型冠状病毒抗原阳性。查体：双肺呼吸音粗，未闻及干湿啰音。既往史：糖尿病 20 余年；未接种新型冠状病毒疫苗。

【实验室检查】

血常规及生化（发病第 4 天）：白细胞计数 7.73×10^9/L（$4 \times 10^9 \sim 10 \times 10^9$/L），淋巴细胞计数 0.46×10^9/L（$1 \times 10^9 \sim 3.3 \times 10^9$/L），中性粒细胞计数 6.97×10^9/L（$1.8 \times 10^9 \sim 6.4 \times 10^9$/L）；C 反应蛋白（血清）95.1mg/L（0～8mg/L）；降钙素原 3.96ng/ml（＜0.05ng/ml）；血浆 D - 二聚体0.61mg/L（0.01～0.5mg/L，化学法检测）；白蛋白 31g/L（35～55g/L，溴甲酚绿法）；球蛋白 32.41g/L（25～35g/L）；白蛋白 / 球蛋白比值 0.96（1.5～2.5）。

心肌标志物（发病第 4 天，化学发光法检测）：肌红蛋白 900ng/ml（23～122ng/ml），超敏肌钙蛋白 I 为 0.01ng/ml（0.010～0.023ng/ml），B 型钠尿肽 1860pg/ml（0～450pg/ml）。

血氧饱和度（发病第 4 天）：79.7%。

血常规及生化（发病第 8 天）：白细胞计数 10.8×10^9/L（$4 \times 10^9 \sim 10 \times 10^9$/L），淋巴细胞计数 0.43×10^9/L（$1 \times 10^9 \sim 3.3 \times 10^9$/L），中性粒细胞计数 10×10^9/L（$1.8 \times 10^9 \sim 6.4 \times 10^9$/L）；白蛋白 23.22g/L（35～55g/L，溴甲酚绿法）；球蛋白 26.24g/L（25～35g/L）；白蛋白 / 球蛋白比值 0.88（1.5～2.5）。

心肌标志物（发病第 8 天，化学发光法检测）：肌红蛋白 900ng/ml（23～122ng/ml），超敏肌钙蛋白 I 为 0.07ng/ml（0.010～0.023ng/ml），B 型钠尿肽 6265.0pg/ml（0～450pg/ml）。

血氧饱和度（发病第 8 天）：70.2%。

【影像学表现】

首次胸部 CT（发病第 4 天）：双肺胸膜下及支气管周围可见多发斑片状磨玻璃影，少许实变影，其内小叶间隔增厚，可见空气支气管征（图 3-129）。

【临床诊疗】

入院后临床诊断："病毒性肺炎、糖尿病"，给予头孢曲松钠抗感染，多索茶碱平喘，氨溴索化痰，地塞米松抗炎，硝酸异山梨酯扩冠。治疗后患者仍有喘息及间

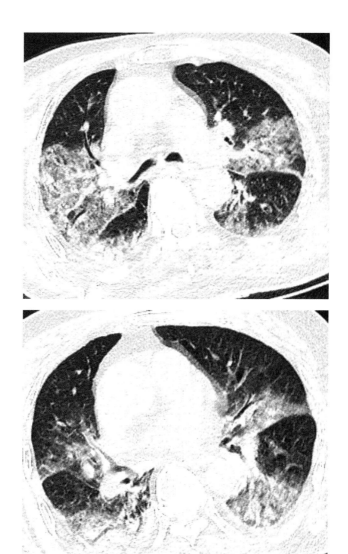

▲ 图 3–129 发病第 4 天首次胸部 CT 图像

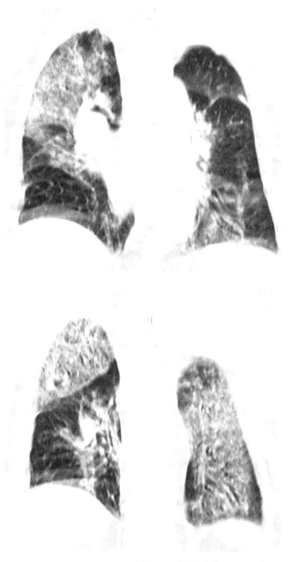

▲ 图 3-129（续） 发病第 4 天首次胸部 CT 图像

断发热症状，神志欠清，双肺呼吸音粗，可闻及少许痰鸣音。发病第 8 天，患者病情加重，出现昏迷，呼吸衰竭，家属拒绝有创抢救，最终患者死亡。

◆ 病例 45

患者，男，84 岁，发热、咳嗽 10 天，最高体温 38.5℃。查体：双肺呼吸音粗，可闻及干湿啰音。既往史：糖尿病史 25 年，以二甲双胍、格列美脲、阿卡波糖治疗；冠状动脉支架术后 19 年；前列腺癌术后 6 个月；未接种新型冠状病毒疫苗。

【实验室检查】

血常规及生化（发病第 7 天）：白细胞计数 7.85×10⁹/L（4×10⁹～10×10⁹/L），淋巴细胞计数 0.86×10⁹/L（1×10⁹～3.3×10⁹/L），中性粒细胞计数 6.35×10⁹/L（1.8×10⁹～6.4×10⁹/L）;C 反应蛋白（血清）95mg/L（0～8mg/L）。

心肌标志物（发病第 7 天，化学发光法检测）：肌红蛋白 67.6ng/ml（23～122ng/ml），B 型钠尿肽 2365.0pg/ml（0～450pg/ml）。

血氧饱和度（发病第 7 天）：90.0%。

血常规及生化（发病第 13 天）：白细胞计数 15.34×10⁹/L（4×10⁹～10×10⁹/L），淋巴细胞计数 0.64×10⁹/L（1×10⁹～3.3×10⁹/L），中性粒细胞计数 13.96×10⁹/L（1.8×10⁹～6.4×10⁹/L）;C 反应蛋白（血清）30mg/L（0～

8mg/L）；白细胞介素 6 为 25.03pg/ml（＜7.0pg/ml）；降钙素原 0.06ng/ml（＜0.05ng/ml）；血浆 D－二聚体 5.28mg/L（0.01～0.5mg/L，化学法检测）；乳酸脱氢酶 336U/L（109～245U/L），白蛋白 31.62g/L（35～55g/L，溴甲酚绿法）；球蛋白 25.44g/L（25～35g/L）；白蛋白/球蛋白比值 1.24（1.5～2.5）。

新型冠状病毒核酸检测（发病第 13 天）：阳性。

血氧饱和度（发病第 13 天）：77.1%。

心肌标志物（发病第 18 天，化学发光法检测）：B 型钠尿肽 5228.0pg/ml（0～450pg/ml）。

心肌标志物（发病第 20 天，化学发光法检测）：B 型钠尿肽 5414.0pg/ml（0～450pg/ml）。

【影像学表现】

首次胸部 CT（发病第 7 天）：双肺胸膜下及支气管周围可见多发斑片状磨玻璃影，其内小叶间隔增厚，可见空气支气管征（图 3-130）。

首次床旁胸片（发病第 18 天）：右侧肺野未包全，双肺纹理增重，可见多发斑片状模糊影（图 3-131）。

复查床旁胸片（发病第 20 天）：双肺透过度较前减低，双肺野大片状模糊影范围较前增大（图 3-132）。

【临床诊疗】

入院后临床诊断："病毒性肺炎、呼吸衰竭、糖尿病、冠心病、前列腺癌术后"，给予哌拉西林他唑巴坦、莫西

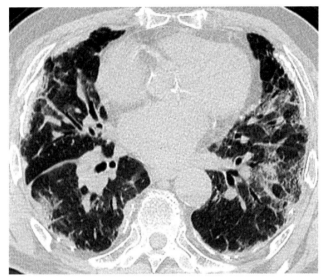

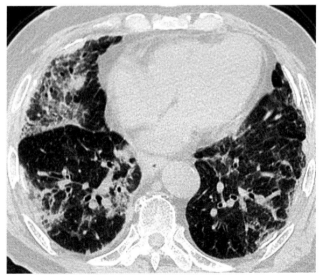

▲ 图 3-130　发病第 7 天首次胸部 CT 图像

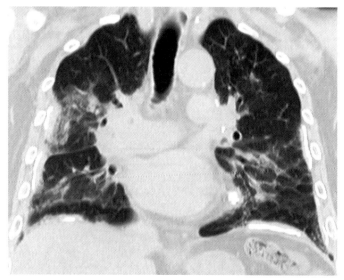

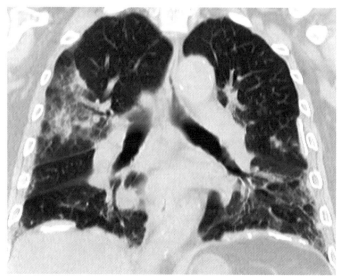

▲ 图 3-130（续） 发病第 7 天首次胸部 CT 图像

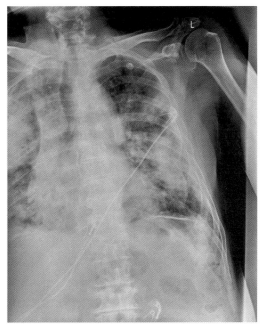

▲ 图 3–131 发病第 18 天复查床旁胸片

沙星抗感染，地塞米松抗炎，阿兹夫定抗病毒治疗，并行控制血糖、胃黏膜保护、提高免疫力（人免疫球蛋白）等治疗。治疗后患者症状未见好转，心功能进行性加重，给予单硝酸异山梨酯改善冠状动脉供血。患者仍有咳嗽、咳痰、伴憋喘、气促、胸口疼痛症状，心功能持续恶化，并出现精神症状，将地塞米松改为甲泼尼龙，血象和炎性指标持续升高，将哌拉西林他唑巴坦改为广谱抗炎药美罗培南，患者病情未见好转，最终死亡。

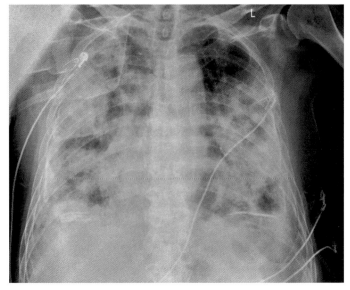

▲ 图 3–132　发病第 20 天复查床旁胸片

◆ 病例 46

患者，男，71 岁，咳嗽、咳痰、咽干、咽痛、发热 3 天，体温约 37.5℃，意识模糊伴喘憋 1 天。自测血氧饱和度（指脉氧）进行性下降，最低降至 71.0%。查体：双肺呼吸音粗，可闻及干湿啰音。既往史：慢性肾功能不全，高血压病史 10 余年；未接种新型冠状病毒疫苗。

【实验室检查】

血常规及生化（发病第 3 天）：白细胞计数 8.13×10^9/L（$4 \times 10^9 \sim 10 \times 10^9$/L），淋巴细胞计数 1.19×10^9/L

（$1 \times 10^{9} \sim 3.3 \times 10^{9}$/L），中性粒细胞计数 6×10^{9}/L（$1.8 \times 10^{9} \sim 6.4 \times 10^{9}$/L）；C 反应蛋白（血清）110.4mg/L（$0 \sim$ 8mg/L）；降钙素原 6.35ng/ml（<0.05ng/ml）；血浆 D - 二聚体 10mg/L（$0.01 \sim 0.5$mg/L，化学法检测）；白蛋白 33.88g/L（$35 \sim 55$g/L，溴甲酚绿法）；球蛋白 37.65g/L（$25 \sim 35$g/L）；白蛋白 / 球蛋白比值 0.9（$1.5 \sim 2.5$）。

血氧饱和度（发病第 3 天）：79.0%。

血常规及生化（发病第 6 天）：白细胞计数 13.41×10^{9}/L（$4 \times 10^{9} \sim 10 \times 10^{9}$/L），淋巴细胞计数 0.33×10^{9}/L（$1 \times 10^{9} \sim 3.3 \times 10^{9}$/L），中性粒细胞计数 12.5×10^{9}/L（$1.8 \times 10^{9} \sim 6.4 \times 10^{9}$/L）；C 反应蛋白（血清）123mg/L（$0 \sim 8$mg/L）；白细胞介素 6 为 32.8pg/ml（<7.0pg/ml）；降钙素原 9.28ng/ml（<0.05ng/ml）；血浆 D - 二聚体 20mg/L（$0.01 \sim 0.5$mg/L，化学法检测）；白蛋白 28.79g/L（$35 \sim 55$g/L，溴甲酚绿法）；球蛋白 31.6g/L（$25 \sim 35$g/L）；白蛋白 / 球蛋白比值 0.91（$1.5 \sim 2.5$）。

新型冠状病毒核酸检测（发病第 6 天）：阳性。

血常规及生化（发病第 6 天）：白细胞计数 6.18×10^{9}/L（$4 \times 10^{9} \sim 10 \times 10^{9}$/L），淋巴细胞计数 0.08×10^{9}/L（$1 \times 10^{9} \sim 3.3 \times 10^{9}$/L），中性粒细胞计数 5.91×10^{9}/L（$1.8 \times 10^{9} \sim 6.4 \times 10^{9}$/L）；C 反应蛋白（血清）234mg/L（$0 \sim 8$mg/L）；白细胞介素 6 为 63.08pg/ml（<7.0pg/ml）；降钙素原 1.27ng/ml（<0.05ng/ml）；白蛋白 26.09g/L（$35 \sim 55$g/L，溴甲酚绿

法）；球蛋白 25.71g/L（25～35g/L）；白蛋白 / 球蛋白比值 1.01（1.5～2.5）。

【影像学表现】

首次胸部 CT（发病第 3 天）：双肺胸膜下可见多发斑片状磨玻璃影，其内小叶间隔增厚，可见空气支气管征（图 3-133）。

首次床旁胸片（发病第 6 天）：双肺纹理重，可见斑片状模糊影，主要位于中下肺野（图 3-134）。

复查床旁胸片（发病第 7 天）：双下肺野大片状模糊影大致同前，右侧胸腔见少量无肺纹理区（图 3-135）。

复查床旁胸片（发病第 9 天）：右侧胸腔无肺纹理区较前扩大，右肺体积较前减小，片状密度增高影范围较前略扩大；左肺野片状模糊影大致同前（图 3-136）。

复查床旁胸片（发病第 10 天）：右胸无肺纹理区较前吸收，右肺复张；双肺仍见片状密度增高影较前无显著变化（图 3-137）。

复查床旁胸片（发病第 11 天）：双肺片状密度增高影较前范围扩大、密度增高（图 3-138）。

【临床诊疗】

入院后临床诊断："病毒性肺炎、ARDS、慢性肾功能不全、高血压"，给予甲强龙抗炎，输注血浆支持治疗，并行抗感染、抑酸、营养支持等治疗。患者出现呼吸衰竭，行气管插管并使用呼吸机辅助通气。治疗过程中，患者右侧胸腔出现气胸，行胸腔闭式引流。患者病情危重，发生脓毒性休克，家属拒绝有创抢救，最终患者死亡。

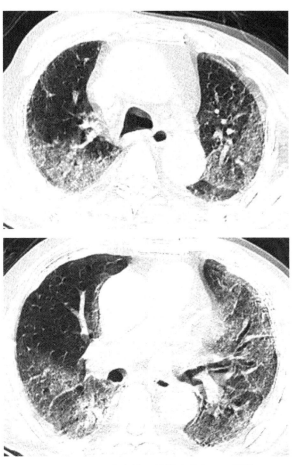

▲ 图 3-133 发病第 3 天首次胸部 CT 图像

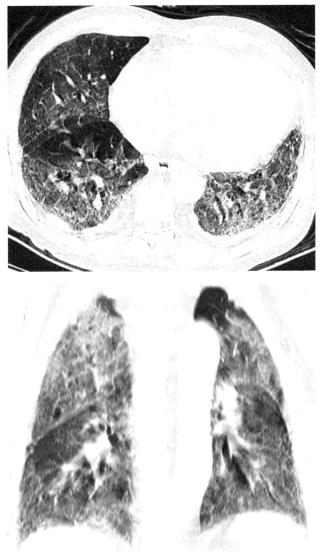

▲ 图 3-133（续） 发病第 3 天首次胸部 CT 图像

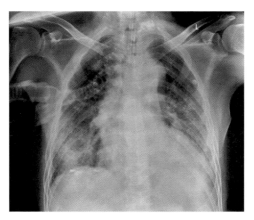

▲ 图 3-134　发病第 6 天首次床旁胸片图像

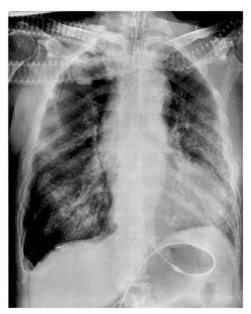

▲ 图 3-135　发病第 7 天复查床旁胸片图像

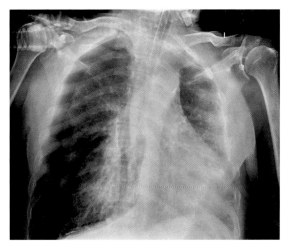

▲ 图 3-136　发病第 9 天复查床旁胸片图像

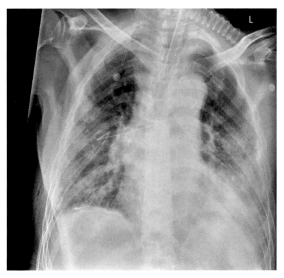

▲ 图 3-137　发病第 10 天复查床旁胸片图像

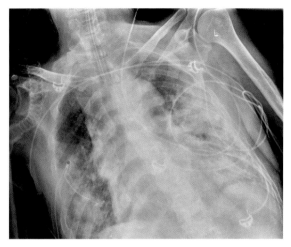

▲ 图 3-138 发病第 11 天复查床旁胸片

第4章
老年人肾移植术后新型冠状病毒 Omicron 感染的胸部 CT 表现

肾移植术后患者长期口服免疫抑制剂预防排斥反应，导致 T 细胞免疫力下降，此类患者是新型冠状病毒感染及预后不良的高危人群；尤其是老年人肾移植患者，免疫力处于抑制状态，感染早期可出现肾功能和心功能异常，感染率、重症率和病死率更高。据相关文献报道，肾移植患者的新型冠状病毒感染率约为 23.4%，急性肾损伤的风险约为 50%，死亡率达 23%。肾移植术后新型冠状病毒感染的患者，肺内病变容易进展迅速，更易进展为重型和危重型，胸部 CT 表现为双肺多发病变，甚至呈"白肺"改变。患者感染初期症状可能与普通人群相似，可能延误诊断和治疗，影像学检查对于指导临床诊疗极其重要。

一、老年人肾移植术后新型冠状病毒 Omicron 感染（轻型）的胸部 CT 表现

◆ 病例 47

患者，男，66 岁，发热、喘憋 10 天，最高体温 38.2℃。查体：神清，血压 130mmHg/84mmHg，呼吸 16 次 / 分，血氧饱和度 96.0%，双肺呼吸音清，未闻及干湿啰音。既往史：慢性肾功能不全，肾移植术后 1 年；高血压 30 余年，最高血压 160mmHg/80mmHg，服药后控制尚可；糖尿病 20 余年；冠心病 10 余年，曾接受冠状动脉支架治疗；规律接种 3 针新型冠状病毒疫苗。

【实验室检查】

血常规及生化（发病第 11 天）：白细胞计数 2.98×10^9/L（$4 \times 10^9 \sim 10 \times 10^9$/L），淋巴细胞计数 0.22×10^9/L（$1 \times 10^9 \sim 3.3 \times 10^9$/L），中性粒细胞计数 2.69×10^9/L（$1.8 \times 10^9 \sim 6.4 \times 10^9$/L）；白细胞介素 6 为 5.45pg/ml（＜7.0pg/ml）；降钙素原 0.28ng/ml（＜0.05ng/ml）；血浆 D- 二聚体 2.67μg/ml（0.01～0.5 mg/L，化学法检测）。

血常规及生化（发病第 12 天）：白细胞计数 7.85×10^9/L（$4 \times 10^9 \sim 10 \times 10^9$/L），淋巴细胞计数 0.33×10^9/L（$1 \times 10^9 \sim 3.3 \times 10^9$/L），中性粒细胞计数 7.31×10^9/L（$1.8 \times 10^9 \sim 6.4 \times 10^9$/L）；血浆 D- 二聚体 2.44μg/ml（0.01～0.5mg/L，化学法检测）；C 反应蛋白（末梢血）42mmg/L

（0～10mg/L）。

血常规（发病第 13 天）：白细胞计数 6.20×10^9/L（$4 \times 10^9 \sim 10 \times 10^9$/L），淋巴细胞计数 0.34×10^9/L（$1 \times 10^9 \sim 3.3 \times 10^9$/L），中性粒细胞计数 5.19×10^9/L（$1.8 \times 10^9 \sim 6.4 \times 10^9$/L）。

血常规（发病第 15 天）：白细胞计数 4.58×10^9/L（$4 \times 10^9 \sim 10 \times 10^9$/L），淋巴细胞计数 0.82×10^9/L（$1 \times 10^9 \sim 3.3 \times 10^9$/L），中性粒细胞计数 3.17×10^9/L（$1.8 \times 10^9 \sim 6.4 \times 10^9$/L）。

【影像学表现】

首次胸部 CT（发病第 10 天）：双肺上叶及下叶胸膜下散在斑片状磨玻璃影，边缘模糊，其内可见小叶间隔增厚（图 4-1）。

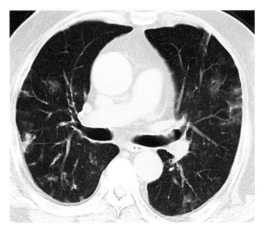

▲ 图 4-1 发病第 10 天首次胸部 CT 图像

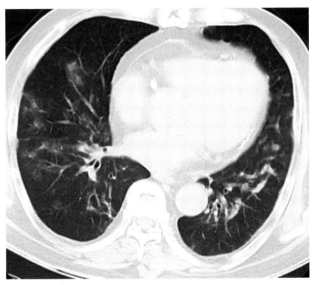

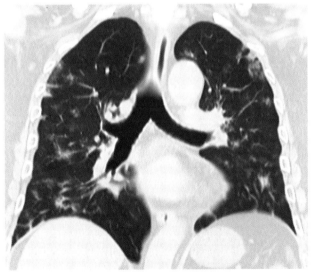

▲ 图 4-1（续）　发病第 10 天首次胸部 CT 图像

复查胸部 CT（发病第 14 天）：双肺上叶及下叶磨玻璃病灶范围较前吸收减少，可见多发条索影残留（图4-2）。

【临床诊疗】

入院后明确新型冠状病毒肺部感染诊断，患者严格俯卧位，减少肾移植术后免疫抑制剂用量，给予持续氧疗，抗感染支持治疗。患者肺内病变逐渐吸收。发病第17 天，患者病情好转出院。

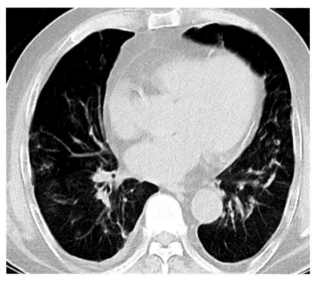

▲ 图 4-2　发病第 14 天复查胸部 CT 图像

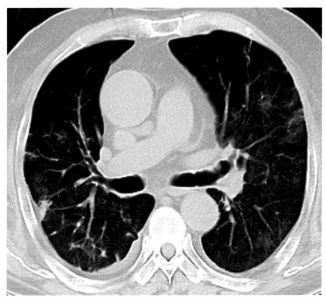

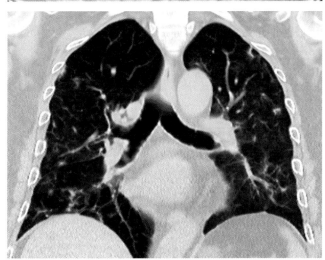

▲ 图 4-2（续）　发病第 14 天复查胸部 CT 图像

◆ 病例 48

患者，男，60 岁，发热、咳嗽、咳痰，伴有乏力、背部肌肉酸痛 8 天，最高体温 37.7℃。查体：神清，血压 135mmHg/75mmHg，呼吸 18 次 / 分，血氧饱和度 98.0%，双肺呼吸音清，未闻及干湿啰音。既往史：慢性肾功能不全，肾移植术后 2 个月余；高血压 10 余年，最高血压 160mmHg/100mmHg；糖尿病 4 年；规律接种 3 针新型冠状病毒疫苗。

【实验室检查】

血常规及生化（发病第 9 天）：白细胞计数 6.19×10^9/L（$4 \times 10^9 \sim 10 \times 10^9$/L），淋巴细胞计数 0.58×10^9/L（$1 \times 10^9 \sim 3.3 \times 10^9$/L），中性粒细胞计数 5.41×10^9/L（$1.8 \times 10^9 \sim 6.4 \times 10^9$/L）；C 反应蛋白（末梢血）64mg/L（$0 \sim 10$mg/L）；白细胞介素 6 为 1.5pg/ml（＜7.0pg/ml）；降钙素原 0.66ng/ml（＜0.05ng/ml）；血浆 D - 二聚体 0.44μg/ml（$0.01 \sim 0.5$mg/L，化学法检测）。

血常规（发病第 14 天）：白细胞计数 6.27×10^9/L（$4 \times 10^9 \sim 10 \times 10^9$/L），淋巴细胞计数 0.56×10^9/L（$1 \times 10^9 \sim 3.3 \times 10^9$/L），中性粒细胞计数 5.42×10^9/L（$1.8 \times 10^9 \sim 6.4 \times 10^9$/L）。

生化检查（发病第 15 天）：C 反应蛋白（末梢血）42mg/L（$0 \sim 10$mg/L），白细胞介素 6 为 8.35pg/ml（＜7.0pg/ml），降钙素原 0.09ng/ml（＜0.05ng/ml）。

血常规及生化（发病第 24 天）：白细胞计数 $9.80 \times 10^9/L$（$4 \times 10^9 \sim 10 \times 10^9/L$），淋巴细胞计数 $1.40 \times 10^9/L$（$1 \times 10^9 \sim 3.3 \times 10^9/L$），中性粒细胞计数 $8.10 \times 10^9/L$（$1.8 \times 10^9 \sim 6.4 \times 10^9/L$）；C 反应蛋白（末梢血）4mg/L（0～10mg/L）。

【影像学表现】

首次胸部 CT（发病第 15 天）：双肺胸膜下散在斑片状磨玻璃影，边缘模糊，双肺下叶支气管管壁增厚，并可见叶间胸膜增厚（图 4-3）。

复查胸部 CT（发病第 21 天）：双肺上叶及下叶磨玻璃病灶范围较前吸收减少，支气管管壁增厚程度较前减轻（图 4-4）。

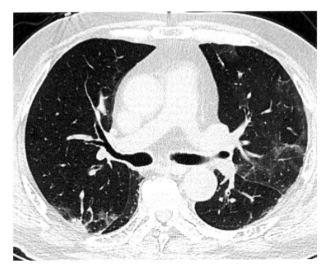

▲ 图 4-3　发病第 15 天首次胸部 CT 图像

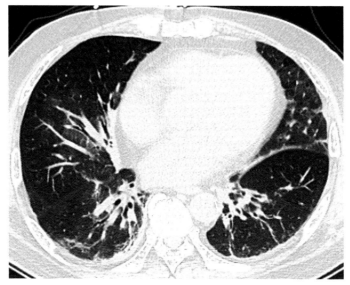

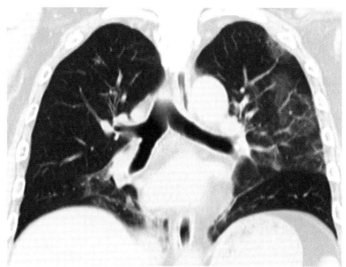

▲ 图 4-3（续） 发病第 15 天首次胸部 CT 图像

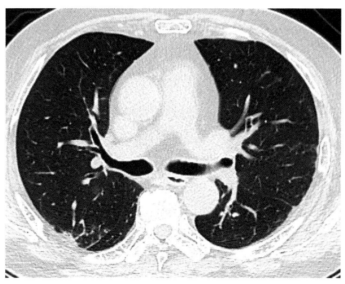

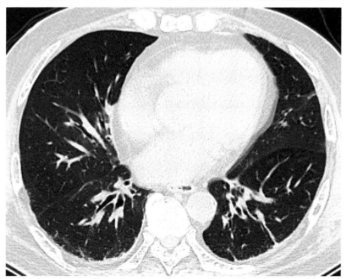

▲ 图 4-4　发病第 21 天复查胸部 CT 图像

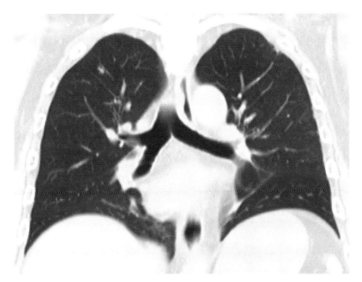

▲ 图 4-4（续） 发病第 21 天复查胸部 CT 图像

【临床诊疗】

入院后明确新型冠状病毒肺部感染诊断，患者严格俯卧位，减少肾移植术后免疫抑制剂用量，给予持续氧疗，抗病毒治疗。复查胸部 CT 提示病情好转后患者出院。

二、老年人肾移植术后新型冠状病毒 Omicron 感染（重型）的胸部 CT 表现

◆ 病例 49

患者，男，60 岁，间断发热 18 天，最高体温 39℃。查体：神清，血压 153mmHg/94mmHg，呼吸 22 次 / 分，

血氧饱和度 95.0%，双肺呼吸音粗，未闻及干湿啰音。既往史：慢性肾功能不全，肾移植术后 1 年；高血压 1 年，最高血压 180mmHg/110mmHg；未接种新型冠状病毒疫苗。

【实验室检查】

血常规及生化（发病第 22 天）：白细胞计数 7.33×10^9/L（$4 \times 10^9 \sim 10 \times 10^9$/L），淋巴细胞计数 0.52×10^9/L（$1 \times 10^9 \sim 3.3 \times 10^9$/L），中性粒细胞计数 5.71×10^9/L（$1.8 \times 10^9 \sim 6.4 \times 10^9$/L）;C 反应蛋白（血清）3mg/L（0～8mg/L）；白细胞介素 6 为 1.5pg/ml（＜7.0pg/ml）；肌酐 103μmol/L（18～104μmol/L）。

血常规及生化（发病第 31 天）：白细胞计数 8.72×10^9/L（$4 \times 10^9 \sim 10 \times 10^9$/L），淋巴细胞计数 1.01×10^9/L（$1 \times 10^9 \sim 3.3 \times 10^9$/L），中性粒细胞计数 6.64×10^9/L（$1.8 \times 10^9 \sim 6.4 \times 10^9$/L）;C 反应蛋白（血清）2mg/L（0～8mg/L）；白细胞介素 6 为 3.10pg/ml（＜7.0pg/ml）；肌酐 114μmol/L（18～104μmol/L）。

血常规及生化（发病第 35 天）：白细胞计数 7.66×10^9/L（$4 \times 10^9 \sim 10 \times 10^9$/L），淋巴细胞计数 1.22×10^9/L（$1 \times 10^9 \sim 3.3 \times 10^9$/L），中性粒细胞计数 6.50×10^9/L（$1.8 \times 10^9 \sim 6.4 \times 10^9$/L）;C 反应蛋白（血清）3mg/L（0～8mg/L）；白细胞介素 6 为 2.39pg/ml（＜7.0pg/ml）；肌酐 114μmol/L（18～104μmol/L）。

【影像学表现】

首次胸部 CT（发病第 22 天）：双肺支气管血管束增粗紊乱，局部呈条索样增厚，双侧胸膜下可见磨玻璃影及片絮样致密影；右肺上叶后段近水平裂区可见铺路石样模糊影（图 4-5）。

复查胸部 CT（发病第 31 天）：双肺模糊影普遍致密体积变小，内部可见含气空腔；局部肺野可见肺间质广泛增厚（图 4-6）。

复查胸部 CT（发病第 35 天）：双肺致密模糊影周围可见条索，牵拉邻近胸膜，内部仍可见含气空腔，胸膜下肺组织透过度不均匀降低（图 4-7）。

【临床诊疗】

入院后临床诊断："病毒性肺炎、呼吸衰竭、异体肾移植状态"，给予抗感染、抗炎，营养支持等治疗。经治疗，患者氧合指数较前好转，尿量尚可，继续目前免疫治疗方案，带药出院。

◆ 病例 50

患者，男，68 岁，咳嗽、咳痰、发热 13 天，胸闷、憋气 7 天，加重 2 天，体温波动在 37～38℃。查体：神清，心率 70 次 / 分，血压 130mmHg/80mmHg，呼吸 24 次 / 分，血氧饱和度 84.0%，双肺呼吸音粗，可闻及散在湿啰音。既往史：慢性肾功能不全，肾移植术后 12 年；肺癌术后

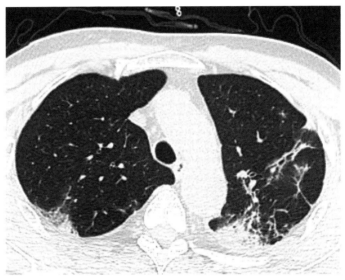

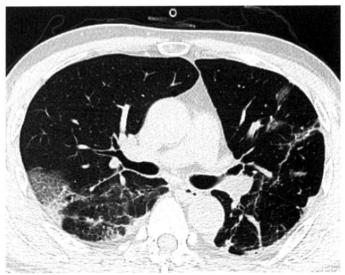

▲ 图 4-5　发病第 22 天首次胸部 CT 图像

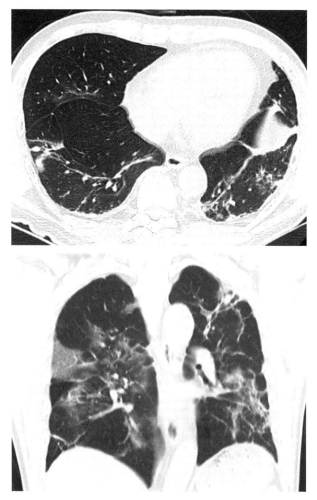

▲ 图 4-5（续） 发病第 22 天首次胸部 CT 图像

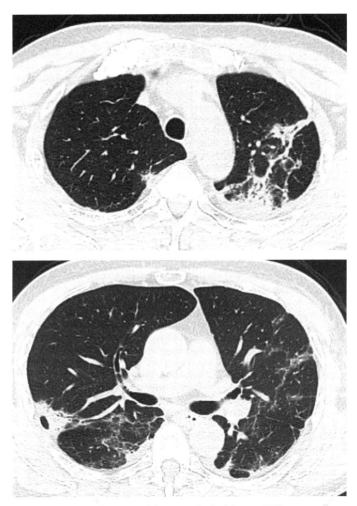

▲ 图 4-6　发病第 31 天复查胸部 CT 图像

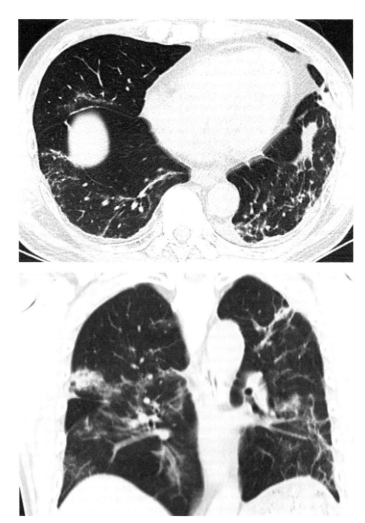

▲ 图 4-6（续） 发病第 31 天复查胸部 CT 图像

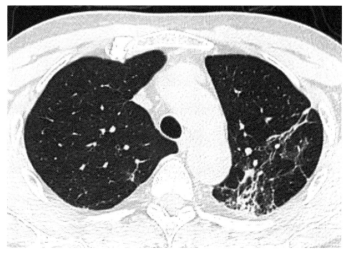

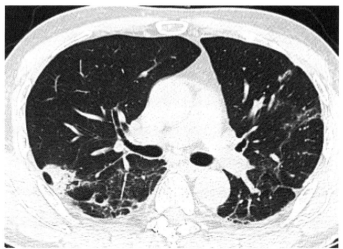

▲ 图 4-7　发病第 35 天复查胸部 CT 图像

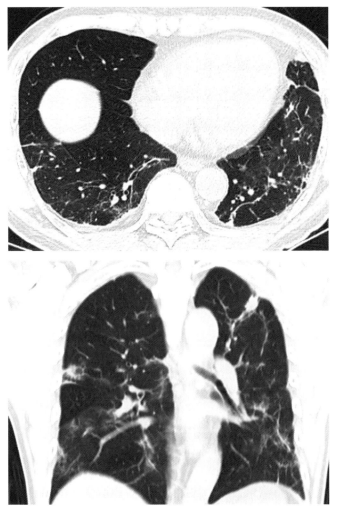

▲ 图 4-7（续） 发病第 35 天复查胸部 CT 图像

4 年；规律接种 3 针新型冠状病毒疫苗。

【实验室检查】

血常规（发病第 18 天）：白细胞计数 5.24×10^9/L（$4 \times 10^9 \sim 10 \times 10^9$/L），淋巴细胞计数 0.62×10^9/L（$1 \times 10^9 \sim 3.3 \times 10^9$/L），中性粒细胞计数 4.40×10^9/L（$1.8 \times 10^9 \sim 6.4 \times 10^9$/L）；C 反应蛋白（血清）75.0mg/L（$0 \sim 8$mg/L）；白细胞介素 6 为 82.67pg/ml（<7.0pg/ml）；降钙素原 0.04ng/ml（<0.05ng/ml）；血浆 D - 二聚体 11.36μg/ml（$0.01 \sim 0.5$ mg/L，化学法检测）。

红细胞沉降率（发病第 18 天）：55mm/h（$0 \sim 15$mm/h）。

心肌标志物（发病第 18 天，电化学发光法检测）：B 型钠尿肽 200.0pg/ml（$0 \sim 125$pg/ml），肌钙蛋白 13ng/L（$0 \sim 14$ng/L），肌红蛋白 245ng/ml（$28 \sim 72$ng/ml）。

血常规及生化（发病第 26 天）：白细胞计数 5.37×10^9/L（$4 \times 10^9 \sim 10 \times 10^9$/L），淋巴细胞计数 0.72×10^9/L（$1 \times 10^9 \sim 3.3 \times 10^9$/L），中性粒细胞计数 4.25×10^9/L（$1.8 \times 10^9 \sim 6.4 \times 10^9$/L）；C 反应蛋白（血清）6mg/L（$0 \sim 8$mg/L）；白细胞介素 6 为 8.8pg/ml（<7.0pg/ml）；血浆 D - 二聚体 18.34μg/ml（$0.01 \sim 0.5$mg/L，化学法检测）。

【影像学表现】

首次胸部 CT（发病第 13 天）：双肺上叶及下叶胸膜下散在斑片状磨玻璃影及实变影，边缘模糊，可见少许纤维条索，小叶间隔增厚，并可见轻度支气管扩张（图 4-8）。

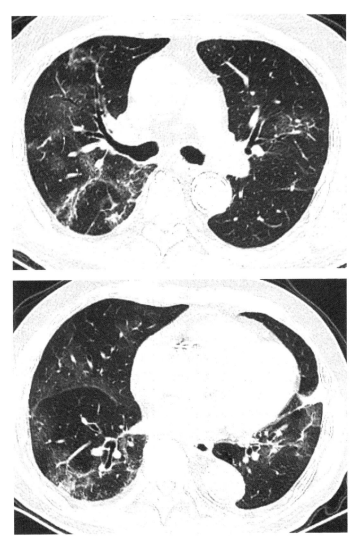

▲ 图 4-8　发病第 13 天首次胸部 CT 图像

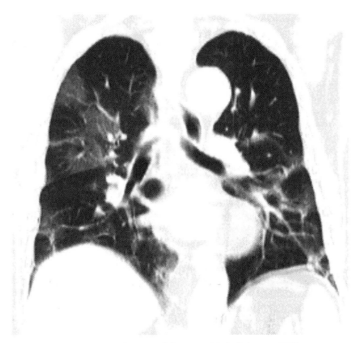

▲ 图 4-8（续）　发病第 13 天首次胸部 CT 图像

　　复查胸部 CT（发病第 17 天）：双肺上叶及下叶磨玻璃病灶范围较前增大，胸膜下实变影及条索较前增多，近似"白肺"改变（图 4-9）。

　　复查胸部 CT（发病第 25 天）：双肺病变范围未见明显变化，磨玻璃影较前减少，实变及条索较前增多，支气管扩张程度较前明显（图 4-10）。

　　复查胸部 CT（发病第 46 天）：双肺多发斑片影较前密度减低、范围缩小（图 4-11）。

【临床诊疗】

入院后给予抗感染、化痰等对症治疗，同时予以甲泼尼龙抗炎，患者症状未见明显缓解，加用莫西沙星抗感染治疗，低分子肝素抗凝，布地奈德雾化吸入，氨溴索静脉输注等对症处理，患者生命体征平稳后出院。

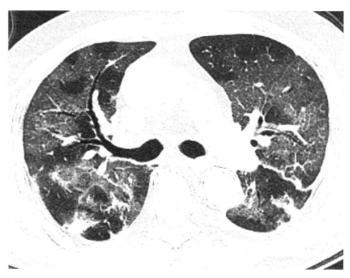

▲ 图 4-9　发病第 17 天复查胸部 CT 图像

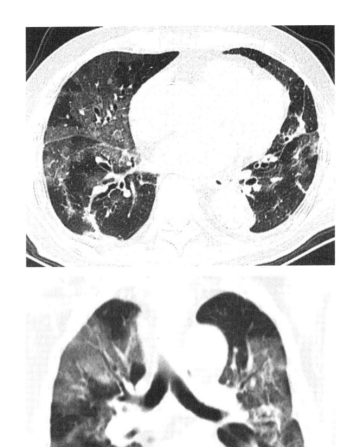

▲ 图 4-9（续）　发病第 17 天复查胸部 CT 图像

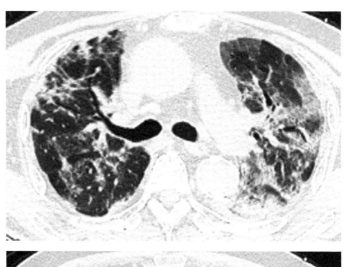

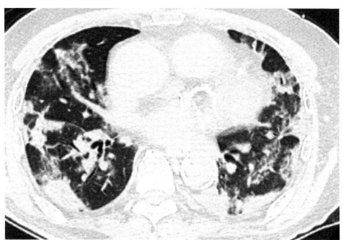

▲ 图 4-10　发病第 25 天复查胸部 CT 图像

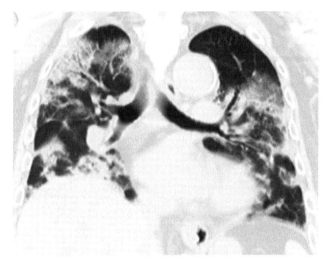

▲ 图 4-10（续）　发病第 25 天复查胸部 CT 图像

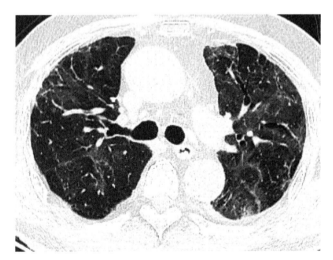

▲ 图 4-11　发病第 46 天复查胸部 CT 图像

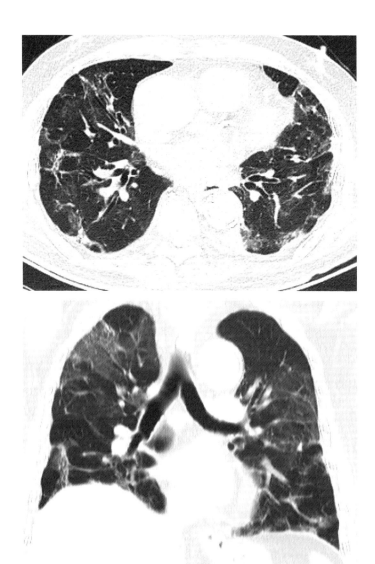

▲ 图 4-11（续） 发病第 46 天复查胸部 CT 图像

三、老年人肾移植术后新型冠状病毒 Omicron 感染（危重型）的胸部 CT 表现

◆ 病例 51

患者，男，60 岁，发热 14 天，最高体温 39℃。查体：神清，血压 120mmHg/80mmHg，呼吸 30 次 / 分，血氧饱和度 95.0%，双肺呼吸音粗，可闻及散在湿啰音，双下肢轻度水肿。既往史：慢性肾功能不全，肾移植术后 1 年；高血压 20 年，糖尿病 20 年；未接种新型冠状病毒疫苗。

【实验室检查】

血常规及生化（发病第 15 天）：白细胞计数 7.8×10^9/L（$4 \times 10^9 \sim 10 \times 10^9$/L），淋巴细胞计数 0.81×10^9/L（$1 \times 10^9 \sim 3.3 \times 10^9$/L），中性粒细胞计数 7.08×10^9/L（$1.8 \times 10^9 \sim 6.4 \times 10^9$/L）；白细胞介素 6 为 52.61pg/ml（<7.0pg/ml）；降钙素原 0.33ng/ml（<0.05ng/ml）；血浆 D - 二聚体 1.29μg/ml（0.01～0.5mg/L，化学法检测）。

生化检查（发病第 21 天）：血浆 D - 二聚体 1.24μg/ml（0～0.5mg/L，化学发光法检测），降钙素原 0.48ng/ml（<0.05ng/ml），C 反应蛋白（末梢血）14mg/L（0～10mg/L）。

血氧饱和度（发病第 21 天）：98.0%（高流量吸氧）。

血常规及生化（发病第 28 天）：白细胞计数 15.0×10^9/L（$4 \times 10^9 \sim 10 \times 10^9$/L），淋巴细胞计数 0.22×10^9/L

（ $1 \times 10^9 \sim 3.3 \times 10^9$ /L），中性粒细胞计数 14.58×10^9 /L（ $1.8 \times 10^9 \sim$ 6.4×10^9 /L）；C 反应蛋白（末梢血）191.0mg/L（ $0 \sim 10$ mg/L）。

血氧饱和度（发病第 28 天）：98.0%（给予 ECMO 治疗）。

血常规及生化（发病第 31 天）：白细胞计数 $9.74 \times$ 10^9 /L（ $4 \times 10^9 \sim 10 \times 10^9$ /L），淋巴细胞计数 0.69×10^9 /L （ $1 \times 10^9 \sim 3.3 \times 10^9$ /L），中性粒细胞计数 8.77×10^9 /L（ $1.8 \times 10^9 \sim$ 6.4×10^9 /L）；C 反应蛋白（末梢血）51.0mg/L（ $0 \sim 10$ mg/L）。

血氧饱和度（发病第 31 天）：96.0%～100%（持续 有创通气 V/AC 模式，ECMO 运转）。

血常规及生化（发病第 34 天）：白细胞计数 7.93×10^9 /L （ $4 \times 10^9 \sim 10 \times 10^9$ /L），淋巴细胞计数 0.30×10^9 /L（ $1 \times$ $10^9 \sim 3.3 \times 10^9$ /L），中性粒细胞计数 7.55×10^9 /L（ $1.8 \times 10^9 \sim$ 6.4×10^9 /L）；C 反应蛋白（末梢血）40.0mg/L（ $0 \sim 10$ mg/L）。

血常规及生化（发病第 37 天）：白细胞计数 $8.92 \times$ 10^9 /L（ $4 \times 10^9 \sim 10 \times 10^9$ /L），淋巴细胞计数 0.33×10^9 /L （ $1 \times 10^9 \sim 3.3 \times 10^9$ /L），中性粒细胞计数 8.24×10^9 /L（ $1.8 \times$ $10^9 \sim 6.4 \times 10^9$ /L）；血浆 D－二聚体 16.29μg/ml（ $0.01 \sim$ 0.5mg/L，化学法检测）。

【影像学表现】

首次胸部 CT（发病第 15 天）：双肺上叶及下叶胸膜 下散在斑片状磨玻璃影，边缘模糊，其内可见小叶间隔 增厚，支气管充气尚可（图 4-12）。

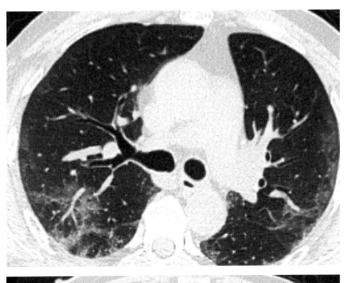

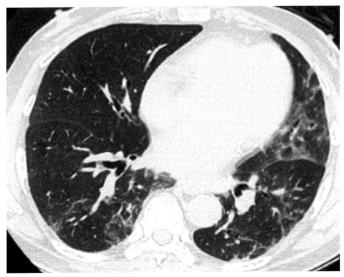

▲ 图 4-12　发病第 15 天首次胸部 CT 图像

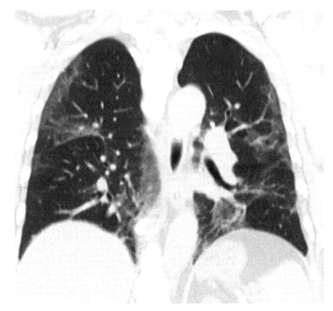

▲ 图 4–12（续） 发病第 15 天首次胸部 CT 图像

复查胸部 CT（发病第 19 天）：双肺上叶及下叶磨玻璃病灶范围较前增大，以双肺下叶为著（图 4–13）。

复查胸部 CT（发病第 27 天）：双肺病灶较前明显扩大，累及所有肺叶，呈现"白肺"改变，其内支气管形态欠规整（图 4–14）。

首次床旁胸片（发病第 27 天）：双肺纹理增粗模糊，肺野透亮度降低，以两下肺野为著（图 4–15）。

复查床旁胸片（发病第 28 天）：双肺纹理增粗模糊，肺野透亮度较前降低，以两下肺野显著（图 4–16）。

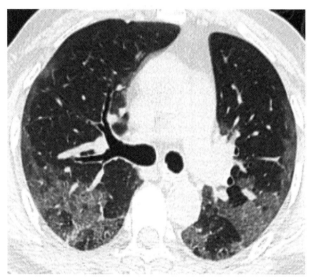

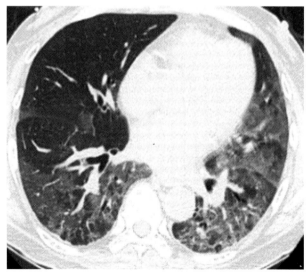

▲ 图 4-13　发病第 19 天复查胸部 CT 图像

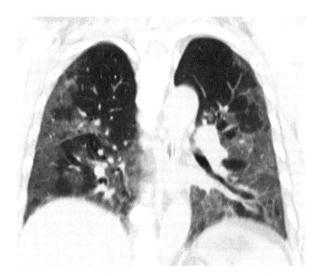

▲ 图 4-13（续） 发病第 19 天复查胸部 CT 图像

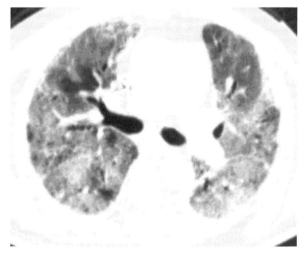

▲ 图 4-14 发病第 27 天复查胸部 CT 图像

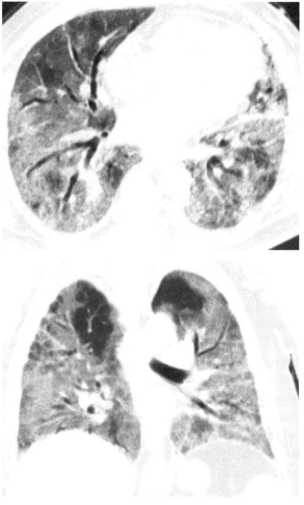

▲ 图 4-14（续）　发病第 27 天复查胸部 CT 图像

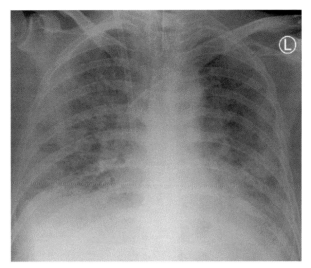

▲ 图 4-15　发病第 27 天首次床旁胸片图像

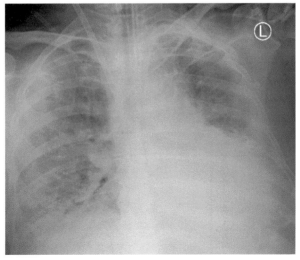

▲ 图 4-16　发病第 28 天复查床旁胸片图像

复查床旁胸片（发病第 29 天）：双肺纹理增粗模糊，两上肺野透亮度较前增高，两下肺野透亮度无明显变化（图 4-17）。

复查床旁胸片（发病第 30 天）：与前次床旁胸片（发病第 29 天）相比无明显变化（图 4-18）。

复查胸部 CT（发病第 31 天）：双肺上叶病灶较前吸收减少，肺野透亮度增高，两下肺可见大片实变病灶，以左下肺为著，其内支气管可见牵拉扩张改变（图 4-19）。

复查床旁胸片（发病第 33 天）：双肺纹理增粗模糊，左下肺野透亮度较低，其余肺野透亮度较前增高（图 4-20）。

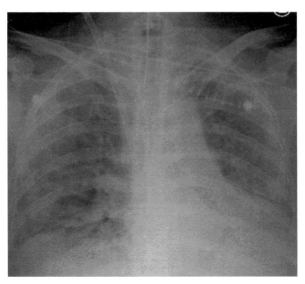

▲ 图 4-17　发病第 29 天复查床旁胸片图像

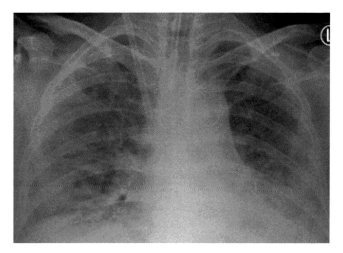

▲ 图 4-18　发病第 30 天复查床旁胸片图像

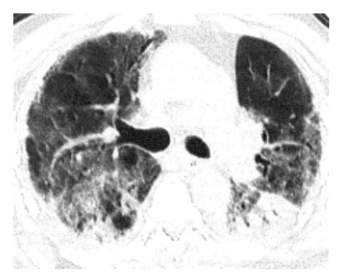

▲ 图 4-19　发病第 31 天复查胸部 CT 图像

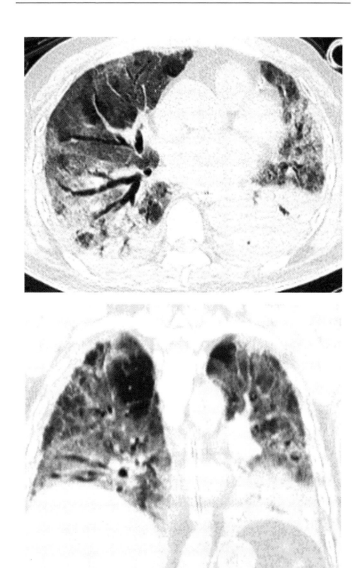

▲ 图 4-19（续）　发病第 31 天复查胸部 CT 图像

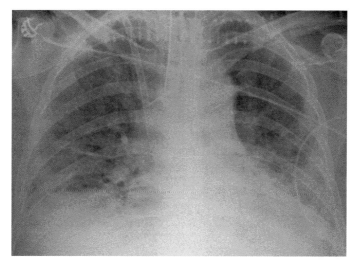

▲ 图 4-20　发病第 33 天复查床旁胸片图像

复查床旁胸片（发病第 35 天）：双肺纹理增粗模糊，左下肺野透亮度较前增高（图 4-21）。

【临床诊疗】

入院后，给予持续高流量吸氧，心电监护，激素、丙球输注，乙酰半胱氨酸雾化吸入，补液、营养支持等对症治疗。以俯卧位及侧卧的体位改善患者缺氧情况，调整体位后，血氧饱和度为 88.0%～93.0%；给予面罩改善过度通气，血气分析显示氧分压 55～68mmHg，血氧饱和度波动于 78.0%～85.0%；经鼻高流量吸氧后，血氧饱和度升至 95.0%。根据感染情况，给予激素、Paxlovid

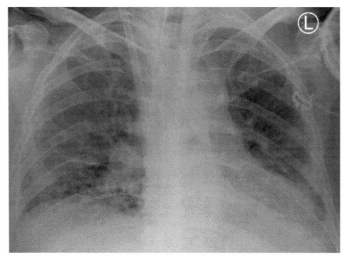

▲ 图 4-21　发病第 35 天复查床旁胸片图像

药物治疗。因患者 CO_2 潴留，发病第 28 天行 ECMO 治疗。考虑患者基础肾移植、免疫抑制状态，给予抗生素预防感染。发病第 40 天，出现消化道出血，ECMO 撤机。患者肺部感染未能有效控制。发病第 43 天，患者出现消化道大出血，经抢救无效死亡。

读书笔记